金森秀晃

脳がめざめる呼吸術

GS
幻冬舎新書
116

まえがき

私自身、もっと良い人生にしたい、とつねづね思いながら生活をしていました。

しかし、私は特別な才能を持ち合わせているわけではありません。それに、どちらかというとすぐに病気になるような弱い体質でしたし、学校生活においては、なかなか集団行動に馴染《なじ》むことができず、いつも問題児扱いされているような存在でした。社会に受け入れてもらえない自分は、邪魔者でしかないのではないかと悩みながら、息の詰まるような思いで悶々《もんもん》と過ごしたことを思い出します。

そんな中、呼吸をコントロールすることで、自分の行動をコントロールしていることに初めて気づいたのは13年前（20歳ごろ）の空手の練習中でした。

明らかに私より大きな体の選手と試合形式で戦わなければならないとき、お腹《なか》の底に残っている空気全部を「ハッ」と無意識に吐き出していたのです。

空手で「息吹」という呼吸法があるのですが、それと似ているようでいて少し違ったオリジナルの呼吸法でした。私としては、体に残っている空気を全部押し出して、弱気になっている逃げ腰の自分を追い出したい一心だったと思います。

そのころから、自分自身をコントロールするために自然と呼吸を意識するようになったのですが、決定的に意識しようと思ったのは、ある事件がきっかけでした。

それは、念願叶《かな》って入社した野村證券1年目のことです。

初めて大口契約が取れそうになったある日、そんな大事な日に遅刻しそうになった私は、大慌てでお客様のご自宅に向かいました。なんとか時間には間に合ったものの、走り込んだそのままの勢いで玄関を突き抜け、応接ルームに向かったのです。

「いざ契約」と思って書類を出した瞬間。「今回はなかったことにしましょう」とお客様からのひと言。

何が起こったのかすぐに理解できない私は、自分が何をしでかしたのかわけが分からず、頭が真っ白になりました。

ぎりぎりだったけど、時間には間に合ったはずなのに……。そう思いながら、理由を尋ねると、「靴をそろえずにそのまま家に上がったことがきっかけだね」とのことでした。

つまり、落ち着きなく、気配りのできない人間に大事なお金を預けるわけにはいかない、ということだったのです。

学生時代は、時間にさえ間に合えばよい、試験にさえ合格すればよい、と、すべてが与えられた最低条件をギリギリのところでクリアしてきた私にとって、社会の厳しさを痛感した出来事でした。

それ以降、お客様のところにうかがう30分前には近くのカフェで待機し、呼吸を整えてから、向かうようになりました。そうするようになってから、私の成績は見る見るうちに上がり、入社1年目にして、トップ3の成績を上げることができたのです。

野村證券に入社した同期の中で、私の経歴はとても良いといえるものではありませんでした。東京大学、京都大学、慶応大学に早稲田大学出身、とエリート集団の中に、たったひとり法政大学出身の私がいるような感じです。そんな中で良い成績を上げることができたのは、呼吸法を知っていたからなのです。

その後、様々な理由があって、金融業界から癒《いや》し業界へと転身することとなったのですが、体のことを知れば知るほど、呼吸が体と心にもたらす影響力の凄《すご》さを知ることとなりました。

これほど簡単で、即効性があって、誰でも実行できる方法があるということを多くの方に知っていただき、今悩んでいることの解決のきっかけになればと思い、呼吸法の素晴らしさを発信することにいたしました。

ぜひ、身近にありすぎて見過ごしていた「呼吸」に着目してみてください。

呼吸法が多くの方の人生を潤すきっかけになることを心から願っています。

金森秀晃

脳がめざめる呼吸術／目次

第一章

逆腹式呼吸をするだけでこんなに変われる

火事場の馬鹿力で切り抜ける

「もう無理!!」「これ以上できない」「全部やりつくした」と思ったときに見える限界という名の大きな壁。目の前に立ちはだかって、そこから先のすべての景色をシャットアウトして、何もかも見えなくしてしまうその壁は、叩いても押してもピクリとも動いてくれそうにありません。それに、そこにたどり着くまで十分頑張ってきたから「これ以上は無理かも」と思って諦《あきら》めモードになってしまうと、本当に不可能に思えてきてしまいます。

「才能がないから」「チャンスに恵まれなかったから」「教えてくれる人がいないから」だから「仕方がない」と、それ以上進むことができない理由はどんどん出てきてくれるのですが、壁を乗り越える方法はなかなか見つからないものです。

しかも、「もうだめだ」と思うと、壁の圧迫感で息苦しく感じたり、呼吸が浅くなったりしてしまいます。

でも、「もうだめだ」と思ったところから、実は1・3倍の力が発揮できるように人間の体はできていると聞いたら、どう思いますか？

人間の脳はずる賢くて、どんな人も持っている力を出し惜しみするように設定されています。それは、持っている力のすべてを出しつくすと、自分の体を自分の力で壊してしまう恐れがあることから、自己防衛するために設けられているのです。また、その設定によって、「全力」が出せないようになっているので、本当の限界より少し低いレベルに「仮の限界」があって、その「仮の限界」が「本当の限界」だと思わされているうちは、余力がある状態だといえるのです。

「脳力」においては、実に低いレベルに「仮の限界」が設定されているので、実際に使われているのは、「本当の限界」の10％程度になります。

実にもったいない話です。

火事が起こったとき、家の家財道具を運び出さなければ！　と必死になった瞬間、普通だったら絶対に持てないような箪笥《たんす》が担ぎ出せてしまうように、切羽詰まった状況で発揮される力を、昔の人は「火事場の馬鹿力」と言っています。これは絶対に無理だと思っていることでも、緊急事態になるとありえない力が湧《わ》き出て、不可能を可能にしてしまうことをあらわしています。

この「火事場の馬鹿力」が日常の中で普通に出せるようになれるとしたらどうでしょう。今、限界だと思っていることが、なんなくできるようになったり、頑張らなくてもよくなったり、決して持っていない力を発揮するのではなく、今ある力を当たり前に出せるようにするだけなので、ほんの少しコツを知って、その出し方を知るだけでよいのです。

それを助けてくれるのが呼吸法です。

限界を感じるときとは、壁を感じている状態なので、無意識のうちに圧迫感を感じて息苦しくなったり、呼吸が浅くなっていたりします。ですから、「もうだめかも」と思ったときに、基本の呼吸である「逆腹式呼吸」を3分間行ってみてください。急に呼吸が深くなって、硬くなって力んでいた体からふっと力が抜けてリラックス状態になると、力んでいた状態よりも力が発揮しやすくなってきます。

逆腹式呼吸と腹式呼吸の違い

お腹を意識した「腹式呼吸」は、胸を意識した「胸式呼吸」より深い呼吸ができます。それは、お腹の動きによって、肺と腹の間にある横隔膜を十分に動かし、肺に十分な空気が出入りするからです。

また、腹式呼吸には2種類あります。

1つは、吸気のときにお腹を膨らまし、呼気のときにお腹を凹《へこ》ませる「(順) 腹式呼吸」、もう1つは、吸気のときにお腹を凹まし、呼気のときにお腹を膨らませる「逆腹式呼吸」です。

呼吸のとき、横隔膜筋と前腹壁が動きます。(順) 腹式呼吸の場合は、吸気のとき、横隔膜筋が下がって、前腹壁が上がります。逆腹式呼吸の場合は、吸気のとき、横隔膜筋が下がって、前腹壁も下がります。呼気の時はどちらの呼吸も両者が元の位置に戻ります。

このことから分かるように、(順) 腹式呼吸では、腹腔《ふっくう》の全体の容量は吸気のときも呼気のときもあまり変わりませんが、逆腹式呼吸では、吸気のとき、明らかに腹腔全体

腹式呼吸

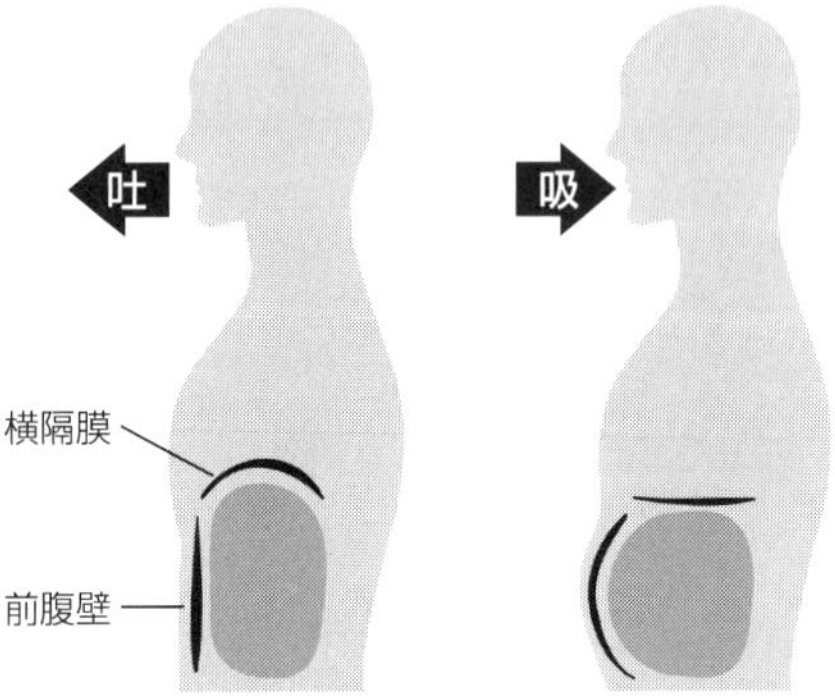

逆腹式呼吸

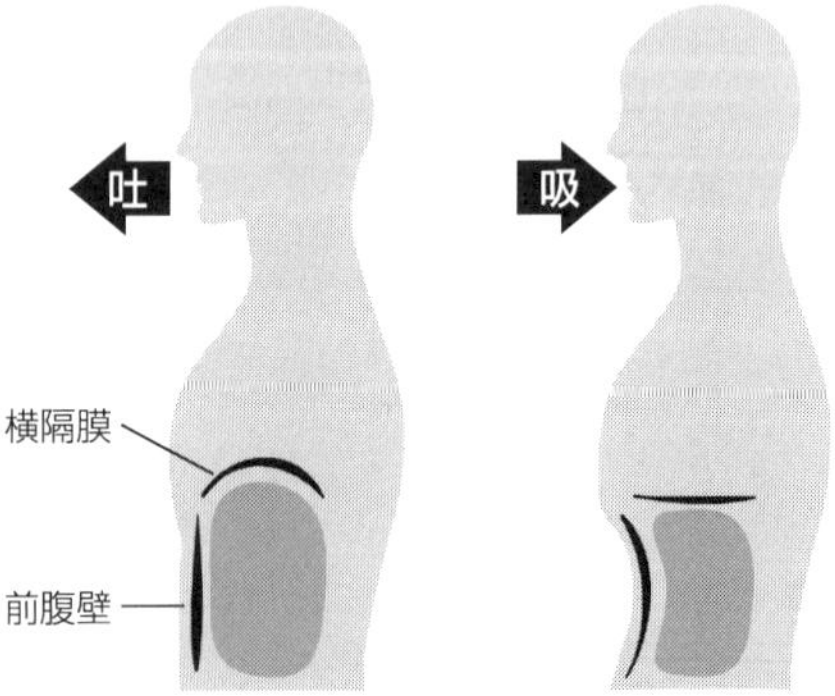

の容量が小さくなります。逆腹式呼吸の腹腔の収縮と拡張は、実は第2の心臓の作用を果たしているのです。

つまり、逆腹式呼吸は、お腹を動かした深い呼吸ができるので、十分な体内換気を行うことができます。その結果、呼吸をするたびに横隔膜の運動量がかなり上がるので、余分な熱が放出されやすくなります。逆腹式呼吸を行うことで、首や肩のこりが弛《ゆる》みやすくなり、体が楽になっていくのはそのためです。

逆腹式呼吸の効果

一番は、自律神経の働きが活発になることです。

自律神経には、交感神経（起きているときの神経・緊張しているときの神経）と副交感神経（寝ているときの神経・リラックスしているときの神経）があり、人が生きていくうえで必要な体のコントロール機能（呼吸・脈拍・血圧・体温・発汗・排尿・排便など）を司《つかさど》っています。

呼吸を司る神経は副交感神経で、自分の意思では動かせない神経です。

しかし、自分の意思が反映される交感神経からも呼吸はコントロールできます。自分の意思ではどうにもならない「緊張」時に深呼吸をするのはそのためです。このように呼吸を整えることで、自然と自分をコントロールしています。

呼吸によって自律神経の働きがよくなると、甲状腺ホルモンや副腎皮質ホルモン、性ホルモンなどのホルモン分泌《ぶんぴつ》が活発になり、脂肪や水分の代謝がよくなります。さらに、新陳代謝がよくなるので肌もつややかに美しくなります。

また、呼吸は、腹腔中の血流を良くして腹腔の各臓腑に血液をスムーズに供給し、各臓腑の発病率を減少させる効果があるといわれています。さらに、この腹腔の収縮と拡張は、胃腸の蠕動《ぜんどう》運動を促進し、消化を助ける作用があるので、消化不良、便秘、慢性胃炎などの慢性疾患にも効果的です。

様々な効果がある逆腹式呼吸ですが、もっとも大きな効果は、腹腔内の内分泌腺《ないぶんぴつせん》機能を整え、抗ストレスと老化防止に、積極的に作用する点です。

【逆腹式呼吸】

1 足を肩幅ぐらいに広げてまっすぐ立ちましょう。
2 体をリラックスさせて、下腹から上腹へと、少しずつお腹を凹ませていきます。
3 そのまま胸を左右に広げるような感じで、鼻から息を少しずつ吸い込みます。
※肩に力が入らないように注意しましょう。
※お腹とお尻が緊張してくるのを感じられると良い状態です。
4 もうこれ以上は吸い込めない、というギリギリのところまで吸い込みましょう。
5 今度は、お腹を膨らませながら、ゆっくり息を吐き出していきます。
※横隔膜が上下に動き、腹腔神経を程よく刺激できます。

●ポイントは、とにかくお腹を思いっきり凹《へこ》ませることです。

水泳を習っていて、タイムを測定することが励みになっていたのに、ある一定の記録以上出なくなって、面白さがなくなってきたとき、泳ぐ直前に3分間の逆腹式呼吸をしてみたら、いつもより3秒も良い記録が出た人がいます。

肉体的な限界については、特に結果が分かりやすいのですが、ビジネスシーンにおいても、同じように能力が発揮されることは多くあります。

私のクライアントであるO君のケースをご紹介しましょう。

いつも同じチームの人の補助役として資料集めしかしたことがなかった入社1年目の新人O君は、あるとき大事な案件の契約を任されました。1週間後に先方と会う予定が入っているので、全体の流れは把握しているものの、すべてを任されたことなどこれまでありません。しかし、それまでに、詳細を把握しなければなりません。ところが、先輩に聞いたところ、一人で契約に向かえるような詳細は、とても数日で覚えきれるような量のものではありませんでした。日常の業務も同時進行のため、限られた時間内にすべてを整えて、契約を成立できるように準備しなくてはなりません。もちろん、O君にとってはとても大きなチャンスなので逃したくはないのですが、「逃したくない！」という焦りと、「絶対に無理！」という限界の壁が大きく立ちはだかっている状況でした。

そこで、毎朝、出社直後と、寝る前の1日2回、3分間の逆腹式呼吸をして1週間仕事に向かってもらいました。結果は、見事にクライアントの要望に応え、予定していた金額よりさらに3割増しで成約することができたのです。

何より驚いたのは、O君に案件を任せた上司の方でした。おそらく無理だろう、と思いながら、これからの成長のために多少のリスクは必要だと考えて、すべてをO君に任せ、その尻拭《しりぬぐ》いをしっかりできるように裏でフォローのための準備をしていたそうです。しかし、フォローなど必要ないどころか、3割増しでの成約を達成したわけですから、驚くのも無理はありません。上司の方は、成約までの流れの報告と、成約のときに使った資料を見て、これまでの仕事ぶりから到底考えられないスピードで取り組んだO君に、その秘密を尋ね、今ではチームの全員で呼吸法をしてから仕事に取りかかるようになり、その後の成績は、前年比で4割以上良い状態を発揮し続けているそうです。

この事例からも分かるように、特に新たな技術や新たな知識を導入するための研修を行わなくても、今ある力を発揮できるようにするだけで、確実に成績を伸ばすことができるようになります。

「もう無理」「もうだめだ」「これ以上はできない」そう思って苦しくなったときこそ、大きく見える壁を突破するために3分間逆腹式呼吸を行って、その大きく見えた壁が実は「仮の限界」だということを一度知ってしまうと、壁を目の前にしても力んだり、圧迫感を感じたりすることがなくなってきて、自然とありのままの力を発揮できるように変わっていくのです。

直前ルールで緊張感を楽しむ

キラキラ輝いていて魅力的に見えるスポーツ選手。全力で何かに立ち向かう姿はとても美しく、誰もが心を奪われます。

一流といわれるスポーツ選手をよく見ていると、「いざ勝負！」というとき、必ず儀式のように、その人なりの決まった動きが行われていることに気づいたことはありませんか？

たとえば、野球選手であるイチロー選手。イチロー選手がバッターボックスに入ったとき、バットを大きくぐるっと一周回させてまっすぐ立て、袖を少し肩に寄せてから、構えに入ります。そのゆったりとした動作の中で、一連の流れを確認しながらそれに合わせて大きく呼吸をしています。また、守備についたときには、ストレッチのような動きをしています。

いつも決まった動きをする効果は、3つあります。まず1つ目は、無駄な力が抜けること、2つ目は、柔らかく柔軟に対処できる体が作られること、そして3つ日は、心を落ち着かせることができるのです。

いつもどおりやれば大丈夫なのに必ず緊張して失敗を繰り返してしまうYさんには、プレゼンの前に必ずトイレに行くことをすすめました。トイレに行きたくなかったとしても必ずトイレに行き、出すものをすべて出して手を洗ってから鏡を見て逆腹式呼吸を5回行うことを決まりごとにしたからです。トイレを済ませ手を清潔にするという動作によって、体の中にある不安要素を全部出しきり、きれいな状態になったことをイメージすることで、「いざプレゼン」となったとき、すべての不安が自分にはもうない、という良い先入観が働くようになって、思っていることや準備してきたことが100%発揮できるようになりました。その結果、直前のトイレルールを決めて以降は、営業成績1位をキープしています。

つまり、本来の力を発揮できるという状態は、心も体もリラックスできていることが大切になります。リラックスできている状態は、決してほっと一休みする状態というのではなく、程よい緊張感を保って、気持ちがすべて前に向いている状態です。

やるべきことをやった後、せっかく積み重ねていたことが発揮できるように柔軟性を保つことが、緊張感を楽しめるゆとりを作ってくれて、自分で自分の力を引き出せる状態になれるのです。


子供は特にこの効果が顕著に現れます。

少年野球の監督を務めるIさんにも直前のトイレルールをお伝えしたところ、Iさんはご自分だけでなく選手全員に同じことをさせるようにしてみました。その結果、それまで2年間一度も勝つことができなかった格上のチームに圧勝したそうです。負け続けていたころは、戦う前から萎縮《いしゅく》して、いつもより声も小さくなり、明らかに力んでいる状態が見ていても分かるほどで、「リラックスしろ」「声を出せ」といくら怒鳴ったところで改善しなかったのが、直前のトイレルールを取り入れただけで、「声を出せ」という必要がないくらい、伸び伸びと試合に臨めるようになったといいます。

このケースの場合、「声を出す」という行為が、「息を吐く」という行為そのものなので、プレイ中も呼吸を深くできていることになるため、常に体の力みを取り除きながらプレイしていることとなり、相乗効果が働いていたのです。

Iさんは、試合を振り返って、「声を出せ」「リラックスしろ」と怒鳴っていた自分が、実は一番力んでいたのかもしれないとおっしゃっていました。確かに「怒鳴る」という状態は、声を出してはいますが、無理やり押し出している状態です。そのため、圧迫して搾り出している状態と同じになり、呼吸が浅くなっていたと思われます。

子供たちには効果が顕著に現れると前述しましたが、監督が大きな壁となって圧迫感を与えてしまっては、緊張していなかった子にまで大きなプレッシャーを与え、必要以上の力みを与えてしまうのです。

もちろん、ビジネスシーンにおいても同じです。

上司がいつもガミガミ言っている職場では、部下の能力を存分に引き出してあげることは難しいのです。「お前は能力があるのになんでやらないんだ！」とガミガミ言われては、小さくなって「すみません」と搾り出すような声で謝るしか仕方ありません。上司の圧迫で力みが生じて必要以上に呼吸は浅くなり、自分には能力がないのではないかとさえ思えてきてしまうのです。

逆に、いつも笑顔で笑いの絶えない職場では、特別な能力を持った優秀な部下がいなくても、全員がコンスタントに能力を発揮できる場合が多くなります。これは、「笑う」という行為が「呼吸を吐く」行為になるからです。いつも自然と息が十分に吐き出されるため、リラックスした状態で仕事に臨めているのです。

必要なときは叱ることも大切ですが、それ以外の状況においては、笑顔の多い職場にした方が、自然な状態で部下の能力を引き出すことができるのです。

「完璧！」の落とし穴

「完璧！」という言葉。悦に浸るような気分で、自慢げに口にする瞬間は、とても気持ちが良く、なんともいえない爽快感があります。しかし、不思議な事に、「完璧！」と言ったことに関して、「完璧！」と口にした瞬間から、それ以上深く考察することが難しくなってしまいます。

言葉の自己暗示力で、「これ以上することはない」「もう分かっている」と思うと、ぐっと空気を飲み込んで、息を一瞬止めてしまいます。そうすると、全身に力が入って、外部から入ってくる情報や言葉など、いろんなことを取り入れないようにブロックしてしまうのです。

接客業をしているM君は「完璧」が口癖でした。M君にとって、「完璧」と発するのは、「頑張った自分をほめてあげないと、次に頑張れなくなりそうだから、せめて自分で自分をほめてあげるんですよ」という理由からでした。しかし、「完璧」と言葉にするようになってから、突然NGが出るという事態が起こるようになったのです。お客様に接しているときはとても良い感触を得ていても、お別れした後、M君が「完璧」と発したお客様は、ほぼ100%の確率でその後ご予約がキャンセルになっていました。

実は、この場合、「完璧」という言葉に問題があります。

「完璧」の基準は、発しているその人自身にあって、対面している相手が基準ではないからなのです。もし、「相手が完璧に満足している」ということがあったとして、それを言葉で表す場合は、「喜んでくれてよかった」「すごく満足度が高くて嬉《うれ》しい」など、「○○だから△△」というように、○○に相手の状況が説明されて、それに対して自分がどう思ったのか（△△）が続きます。

「完璧」とは、欠点がないこと（大辞泉）を意味します。つまり、「欠点がない」というのは、「今がベストな状態」ということです。だから、「今より良い状態はない」と自分に言い聞かせていることになってしまい、究極は「今より努力しても意味がない」ということになってしまい、今の状態を無難に継続しようと「守り」に入ってしまいます。

そうなると、知らず知らずのうちに、呼吸は浅くなっています。物事が順調に進んで「完璧」と思う状態に進むとき、呼吸はゆったりと落ち着いて深くなるので、お客様も心地よく感じるのですが、提供者側が「完璧」と思った瞬間、呼吸の心地よさもピークをむかえます。そして、「完璧」以降は、「守り」に入ってしまって、呼吸が徐々に浅くなっていくので、お客様はピークのときよりなんとなく居心地の悪さを感じてしまいます。そうなると、お客様が抱いた「次会うときにはどんな新しい感動がもらえるのかな？」という期待が薄れてくるのです。

大学で教鞭をとり、世界中で研究結果を発表しているNさんは、必ず大きな学会での発表前に施術を受けにいらっしゃいます。それは、「施術を受けた後の発表はいつも高い評価を得られるから」。しかし、どの学会も「完璧」だと思うまで準備をして臨むことに違いはないのに、施術を受けたか受けなかったかで、まったく結果が違うから不思議で、「験担《げんかつ》ぎ」になっているとのことでした。

つまり、Nさんの場合、「完璧」と自分が納得できるレベルまで研究をまとめ上げているからこそ、力が入って、知らない間に呼吸が浅くなり、せっかく研究した結果を上手に伝えることができなくなっていたのです。それが、施術を受けることで、全身をリラックスさせることができ、無駄な力が抜けて呼吸が深くなるため、自然体で持っている力を全部発揮できていたのです。

Nさんの例からも分かるように、呼吸の深さとコミュニケーションの深さにはとても深い関係があることが分かります。

コミュニケーションとは、相手の呼吸を感じることです。

だからこそ、「完璧」と思った自分の考えを分かってもらおうとすることよりも、相手が何を発しているのかを感じ取ることが、コミュニケーションを深くすることにつながるのです。

第二章　自分の呼吸タイプを知りましょう

呼吸とは

「呼吸」と聞いて、あなたは何を想像しますか？

・いつもしていること
・生きるために必要なこと
・無意識
・当たり前
・深呼吸

など、特別なことではなく、誰もがしていて、当たり前のこと。という認識が一般的です。そのくらい、当たり前のことで、誰もができる「呼吸」をコントロールするだけで人生が大きく変わるとしたら、どうでしょうか。

悩みの多くの原因は、人間関係から生まれているそうです。

上手にコミュニケーションがとれなくて、意思疎通が図れなくて、相手との間に違和感を覚えた経験はないでしょうか。その違和感が、どれほど大きなストレスになるかは、大小を問わず、これまでに経験したことのある人間関係のトラブルを思い出すと、容易に想像していただけると思います。

生きていく以上、いつも誰かとかかわりを持つことになります。コンビニに買い物に行けば店員さんとやりとりがありますし、職場に行けば上司や同僚とかかわりがあります。それに、家の中においても家族とかかわりがあります。日常生活をしていると、どこに行っても、何をするにしても、いつも誰かとかかわりを持つことが当たり前のことになります。

では、日常の中でかかわる相手のことを考えてみましょう。

「自分」と「自分以外の他人」、「自分」と「自分以外のモノ」など、自分ともう１つのモノ（者・物）が存在すると、その２点の間に「間《ま》」が生まれます。そして、その「間」の距離感を作るのが「間合い」になります。

「人間」というのは、「人」と「間」という字を書きます。その意味は、「（社会的存在として人格を中心に考えた）ひと。また、その全体。→人類。」（広辞苑）となります。

「間」は、関係性に着目するためにつけられていて、「間」が作り出す関係は私たちにとってとても重要です。もし、「間」を上手にコントロールして、人との関係を自分で作れるとしたら、人とのコミュニケーションはとても楽しくなってくるでしょう。

そして、もっとも簡単にこの「間（合い）」を作り出せるのが普段何気なくやっている「呼吸」なのです。

たとえば、同意を求めて「どう？」と聞いたとしましょう。間髪いれずすぐに「そうだね！」と答えが返ってきたときと、しばらく間をおいてから「そうだね！」と答えが返ってきたときと、感じ方はどうでしょうか？

間髪いれず返ってきた返事からは、迷ったり、悩んだりする要素がなくて、心から受け止めてくれただろうという思いから、「安心感」が生まれます。しかし、しばらく間を置いてからの返事では、考えなければならない理由や要素があったのかとか、何か納得いかないところがあるんじゃないかと「不安」な気持ちが生まれてきます。

ちょっとした「間」の違いが、相手に違った印象を与えることもあります。無意識のうちに、心情が「間」となって表れていることが結構あるのですが、日常の会話やしぐさなど、自分の振る舞いを少し思い返してみてください。

たとえば、「はっと息をのむ」という言葉があります。恐れや驚きなどで一瞬息を止めることを表しているのですが、「息をのむ」＝「息を止める」＝「間」となって、息を止めている間の時間が、感じた恐怖や驚きの度合いを表現します。

「呼吸」をコントロールすることができれば、「間」をコントロールすることができます。そうすると、自分の心情をしっかり伝えたり、自分で認識したり、コントロールしたりできるようになります。また、他人の心情をしっかり受け止めることができたり、分かり合えたりできるようになるので、これまで以上に深いコミュニケーションがとれるようになっていきます。

そこで、最初に質問したように、「呼吸」の認識が重要になってきます。「呼吸」は意識ひとつでコントロールすることができます。これまでは無意識の状態で自然と行われていた「呼吸」をあえて意識してコントロールしてみることで、「呼吸」がもたらす影響の違いを実感することができるでしょう。

それは、特別難しいことではありません。ほんの少し「コツ」を知るだけでまったく違います。「呼吸」がうまくなるというのは、精神論や観念論とはまったく異なった「技」の習得にほかならず、臨機応変に対応できる間合いを作れるということなのです。

呼吸のしくみ

意識しなくても呼吸をしたり、食べたものを消化するために胃を動かしたり、体温を維持するために汗をかいたりと、人の体が滞りなく機能するために一生懸命働いてくれている機能のひとつに「自律神経」という神経があります。

これには2つあって、1つは「交感神経」、もう1つは「副交感神経」です。

この2つの神経は、まったく逆の働きを持ちます。「交感神経」は血管を収縮させたり、心臓の拍動を増加させたりするなど、体が活動している状態になるよう指示を出します。「副交感神経」は、血管を拡張させたり、心臓の拍動を抑えたりするなど、リラックスできるように指示を出します。子供が眠たくなると手が温かくなるのは、交感神経優位から副交感神経優位へと体を切り替えるように指令が出ている良い例です。

正常で無駄のない呼吸をしているときには、交感神経と副交感神経の両方がコントロールされて、双方の神経のバランスがとれている状態になります。もし万が一、どちらか一方だけが強く働いてしまうと、体に様々な不定愁訴（めまい、ふらつき、動悸、息切れ、倦怠感《けんたい》、手足の冷え、発汗、のぼせ、頭痛、頭重感、不眠、食欲不振など）が現れてきます。ですから、双方の神経のバランスがとれている状態が、体にとって最も良い状態だといえます。それは、TPOに合わせて、交感神経が優位になったり、副交感神経が優位になったり変化に合わせて体が対応できている状態です。

たとえば、「今日中に、抱えているすべてのクライアントのアポイントをとって50％契約を成立させろ」と、思いもよらない指示が、ストレスとして降りかかってきたとします。すると、体はストレッサー（ストレスの原因となる刺激など）と戦う準備を始め、緊張したり、心臓がドキドキしたり、呼吸が荒くなったりします。これが、ストレスを受けたことで、交感神経が優位に働きだした状態なのです。

自律神経によってコントロールされるのは、「呼吸」「血圧」「脈拍」「神経」「精神」など、人が人らしく生活するための諸機能です。

体の諸機能をコントロールしてくれる自律神経は体にとってとても大切な神経です。

その大切な自律神経にアプローチする方法は、2つあります。

1つは、「運動」です。短距離走や筋力トレーニングなどの無酸素運動をした後は交感神経が活発になり、ウォーキング、ランニング、自転車、水泳などの有酸素運動をした後は副交感神経が活発になります。運動をすると、自律神経の乱れが原因の体調不良の解消に効果があったり、有酸素運動をすると寝つきが良くなったりするのはこのためです。

しかし、運動の強度や頻度、気分や環境など、様々な要素が関係してくるので、必ず自律神経に良い影響を与えることができるかというと、少し不安があります。

もう1つは、「呼吸」です。

呼吸は、自律神経にコントロールされている体の機能ですが、ほかの4つ「血圧」「脈拍」「神経」「精神」と比較してみてください。大きな違いは、呼吸は、意識的にコントロールできる動作だということです。

血圧や脈拍は、どんなに「高くしよう!」と思ってもコントロールできないものです。

しかし「呼吸」は、早くするのも、遅くするのも、深くするのも、浅くするのも、そして止めるのも自由にできます。そうやって呼吸をコントロールすることで、呼吸から自律神経に刺激を与えることができるので、意識して体に変化を起こせる「呼吸」を知ることはとても重要なのです。

では、なぜ「呼吸」がこれほど体に影響を与えることができるのでしょうか？　それは、呼吸のしくみに理由があります。

人の呼吸は大きく分けて2つあります。

1つは、「組織呼吸（内呼吸）」といって、体の中の細胞と血液の間で行われている酸素と炭酸ガスとのやりとり（ガス交換）です。

もう1つは、「肺呼吸（外呼吸）」といって、気管・気管支を介して、肺の中で行われる呼吸。以上2つになります。

一般的に「呼吸」と呼ぶのは後者の「肺呼吸（外呼吸）」であり、その肺呼吸において、とても重要なポイントとなるのが「横隔膜」です。

横隔膜は、生命が進化していく過程の中で肺呼吸を行うために作られました。肺や心臓などの臓器が入っている胸の空間（胸腔）と、胃や小腸、大腸、腎臓などの臓器が入っているお腹の空間（腹腔）とを完全に区切る筋肉の膜で、首の前壁の筋肉が変化して、陸で空気を飲み込むために作られた筋肉です。つまり、息を吸うときにメインで使われる筋肉なのです。息を吐くときには横隔膜に匹敵するようなメインの筋肉は存在しません。代わりに、全身の筋肉が補助的に作用し合い、息が吐き出されるのです。

普段、無意識にコントロールされているものとして、「心臓」「脳」「内臓系」「神経系」をはじめ、「血圧」「脈拍」などがあります。こうしたあらゆる生命維持機能に対して、たとえば意図的に心臓の鼓動を早くしたり、内臓の消化を促進させたりという作用を直接及ぼすことはできません。しかし、呼吸だけは、止めることも、早くすることも、長くすることもできるのです。

しかも、意識をやめたとしても、自然と無意識呼吸に戻ってくれるので、止まってしまうことがありません。

子供のころ、発表会や運動会など人前に出る直前に、緊張のあまりガタガタ体が震えてきたとき、手のひらに「人」という字を書いて飲み込みなさい、などと教えてもらって、やってみた経験はないでしょうか。

これは、何を飲み込むか、というのが問題ではなく、一度「しっかり空気を飲み込む」という動作が大切なのです。「飲み込む」という動作をすることで、空気を吸い込み、そこで一旦止めてから、しっかり空気を吐く。それが精神を落ち着け、心をコントロールすることに繋《つな》がるのです。

このことからも分かるように、呼吸を意識してコントロールできるようになると、精神的にもコントロールできるようになることが分かります。

つまり、呼吸によって、心を作ることができれば、いろいろなことがスムーズに運ぶようになるのです。

呼吸の要素

今行っている呼吸が、正しい呼吸なのか、間違った呼吸なのか、それを知るために、呼吸を作り出している2つの要素を見てみましょう。

呼吸を作り出している要素は「リズム」と「深さ」の2つです。

まず、呼吸のリズムを知りましょう。

呼吸の「リズム」とは、1分間の呼吸回数になります。成人の安静時の正常回数は1分間に16～20回、そして、新生児の呼吸回数は、1分間に35～50回もあります。これは肺の換気量が極端に少ないためで、少ししか換気できないので回数を多くして、酸素の供給量を補っているからです。成長するにつれて肺も成長するので、1回の換気量が増えていき、呼吸回数が減っていきます。

そのほか、緊張、焦り、動揺、心配、不安など、様々な心的要因によっても呼吸リズムは変化します。

恐怖にさらされたときや動揺したとき、明らかに呼吸が速くなるのを感じたことはないでしょうか。

たとえばドライブ中、予期せず突然子供が飛び出してきて危うく大惨事になりそうになったとき、クライアントと約束した期日にギリギリ間に合うかどうかの瀬戸際のときなど、自分で意識して速くしたわけでもないのに、勝手に呼吸が速くなってしまいます。

このように、無意識のうちに、体が心の状態の影響を受けていることが分かるでしょう。

次に、呼吸の深さを知るためには、吐く時間を測定してみてください。

呼吸の「深さ」とは、1回の呼吸で換気できる酸素の量のことです。

無意識では、健康な人が1分間にする平均呼吸数が16～20回であることから、『吸う＋吐く』を1回の呼吸とすると、1回につき3～4秒と、とても早いサイクルで呼吸していることが分かります。そこで、「深さ」を知るためには、ただ無意識に呼吸をするのではなく、できるだけ長く吐くことを意識して、吐いている時間だけを測定してみてください。

7～20秒吐くことができると呼吸の深さは正常な状態です。

呼吸回数と呼吸の深さの関係は一定ではありません。

呼吸回数が増えたからといって、呼吸が浅くなるとは限りません。運動時のように、呼吸回数と呼吸の深さが共に増えることもあり、そのときの状況や心境に応じて、「リズム」と「深さ」の関係は変化します。

無意識呼吸では、つねに呼吸は一定のリズムを刻み、吐く時間と吸う時間がほぼ同じになります。

一方、意識的な呼吸は、リズムが不規則となり、吐く時間が吸う時間より長くなります。これは、話し声において呼気が3～5倍長くなり、歌声が7～10倍長くなるという結果にも表れています。

呼吸のタイプ（E呼吸とI呼吸）

それではここで、あなたの「呼吸のタイプ」を知りましょう。
① 足を肩幅に広げて直立します。
② 大きく深呼吸を1回してください。
ここで質問です。今、深呼吸をするとき、「吐く」ことから始めましたか？ それとも「吸う」ことから始めましたか？

吐くことから始めた方は「E呼吸」タイプ。吸うことから始めた方は「I呼吸」タイプになります。

「E呼吸」とは、Exhale（吐く）呼吸を示し、「I呼吸」とは、Inhale（吸う）呼吸を示します。そして、目指すべき呼吸は「E呼吸」です。

呼吸は、「吐く」ことと「吸う」ことの繰り返しです。

体の構造を見てみると、横隔膜をはじめ、呼吸のための筋肉（呼吸筋）は、「吸う」ためのものばかりで、「吐く」ための専門の筋肉はありません。吐くときには、骨盤周辺から骨盤底にいたる筋肉群をはじめ、全身のあらゆる筋肉がサポートしてくれます。つまり、「吐く」という機能がメインの筋肉は存在しないので、意識をして行わなければできないようになっているのです。

「呼吸をする」ことは、誰でも、無意識でも行うことはできますが、「呼吸をコントロールする」ことは、意識をしなければできません。ただし、意識さえすれば誰にでもできることです。

それは、先ほど説明したように、専用の筋肉が存在しない「吐く」動作をコントロールすることで、「吐く」ことをサポートしている筋肉群が鍛えられると、呼吸の質が上がって、呼吸力がアップするからです。

しっかりと吐くことができると、体内の酸素がなくなります。そうすると、体は酸素を求め、自然と吸う力が強くなります。吸う力が強くなると、吸い込める空気の量が増えるため、体内を循環する酸素の量が増えていきます。

プロ野球選手の野茂選手や、松坂選手の投球時に注目してみてください。投げる直前、一瞬プッと頬を膨らまし、空気を吐き出しながらボールを投げています。野球のピッチャーに限らず、テニスプレーヤーや水泳選手など、多くの一流スポーツ選手が、力を出しきる瞬間に「吐く」ことを大切にしているのは、効率よく吸うためでもあるのです。

酸素をたくさん取り込むためには、「吸う」力を強くすることが大切だと勘違いされることが多く、深呼吸をするとき、つい「吸う」ことからスタートさせてしまいがちです。

しかし、体の中に入る空気の量は決まっているため、古くなった体内の空気を外に出してあげないと、新しい酸素を入れる場所は生まれません。ですから、まずはいらなくなった体の中の空気を全部出してあげて、新しい酸素が入る場所を作ってあげることが大切になるのです。

つまり、体内にあるいらない空気をどれだけ押し出すことができるのか、という「吐く力」が、呼吸力の差となります。

「呼吸を意識的にコントロールする」というのは、「吐く呼吸」を意識的に行うということになるのです。

呼吸コントロールとは

「呼吸」のうまい、下手によって、酸素の取り込める量が変化することはお分かりいただけたでしょうか。

実は、呼吸力がアップすることで、ほかにも変化するものがあります。

それは、物事の「受容」の仕方です。

「受容」というのは、「把握」と「対処」の2つの要素で成り立っています。

まず「把握」とは、その時間を経験することを示しています。これは、何かをして過ごすとき、自分の偏った見方に陥ることなく、起こった事象に対してありのままに関与することを示します。

次に「対処」とは、非断定的な姿勢をとることです。これは、今、自分がかかわっていることに心と意識を集中して、何が正しいのかということにとらわれすぎないで客観的に事実を見ようとすることを示します。

つまり、「受容」とは、「○」か「×」と結論を導き出すことに重きを置くのではなく、起こった事象そのものをありのまま受け止めることができる状態を示しています。

呼吸コントロールによって、正しく「受容」できるようになると、起こった事象がもたらす結果ではなく、その事象が起こった過程を見つめることができる余裕が生まれます。その結果、現在の状況がすべてだと思わず、あらゆる角度から物事を見ることができるようになるため、目の前の事象に一喜一憂することがなくなり、次にとるべき行動がなにかを冷静に判断できるようになるのです。

正しく無駄のない呼吸法のための姿勢

体にとってもっとも楽な姿勢は2つあります。

1つは体の中心軸が、地球の重力の軸と同じ方向の姿勢のときです。それは、地面と地球の中心の点を結んだ線と同じベクトルにすることなので、垂直に一直線（0度）に

図A
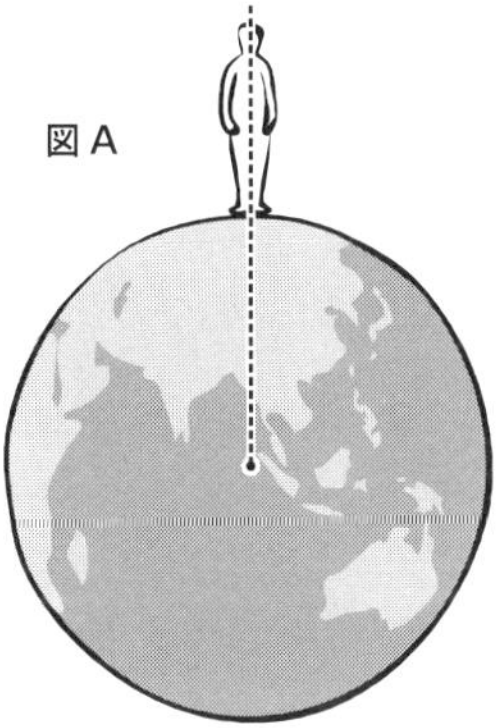

図B
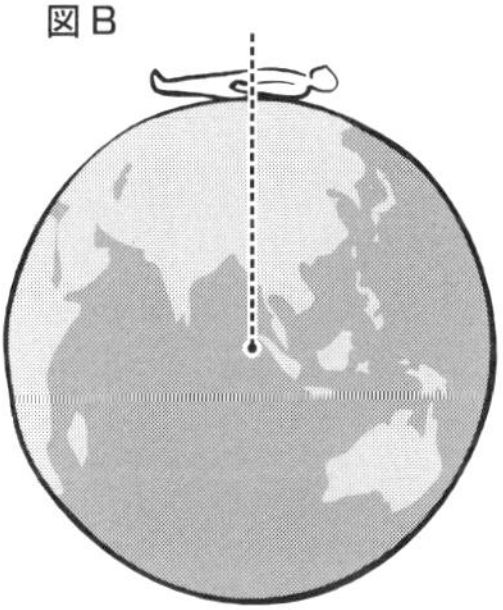

なるように正しく立ったときです（図A）。そしてもう1つは、体の中心軸と地球の重力軸とが直角（90度）になったときです。これは、地面にゴロンと寝た状態になります（図B）。こちらのほうが楽な姿勢です。

体の中心軸が地球の重力の軸と同じ方向、つまり垂直に一直線（0度）になるように正しく立ったときのことを、「体の総合重力線にかなった姿勢である」といいます。

この正しい姿勢をとると、たとえば、前のめりになりそうな体をまっすぐに保とうとしたりして、余計な筋力を使う必要がなくなります。そうすると、特に随意呼吸のときに無駄な力を省いて、効率の良い呼吸がしやすくなります。

総合重力線というのは体の各部（頭、胸、腰、足）の重心を結ぶ線のことです。そして、各部分の1点1点が地面と垂直線上に並んでいるときに、姿勢はもっとも安定するといわれています。

頭の重心は第1頸椎《けいつい》、ちょうど背骨の上に頭蓋骨がのる部分が受け止めます。ここから垂直に第3頸椎、第7頸椎を通り、肩に下っていきます。そして、第12胸椎、第5腰椎、と下っていき、骨盤、膝《ひざ》を通り抜け、足のくるぶしから約7㎝前方に落ちる線を総合重力線といいます。

正しく無駄のない呼吸を突き詰めていくと、この総合重力線に沿った姿勢が前提となるのです。

また、常に動かすことのできる関節と関節に挟まれた部分の重心も垂直線上に並んでいることが重要です。

したがって、側面から見たときに、肩の関節や、太ももの関節など、体を動かそうとする各部分の関節軸が総合重力線に並んでいないと、動くときに余計な力を必要とするため、正しい呼吸がしづらくなってしまいます。そうなると、疲れやすくなったり、体力を消耗しやすくなってしまうのです。

正しく無駄のない呼吸がなされているかをチェックする大まかなポイントは、体を正面から見た場合の5点、側面から見た場合の5点です。

以下の項目が地面に対して垂直かどうかのアライメントを観察するといいでしょう。（※骨格は数多くの骨の連なりから成り、骨の一つ一つは関節と靭帯《じんたい》によって結合されています。骨格アライメントとは、この骨や関節の並び方のことです）

息を吸うときの筋肉には、メインとなる横隔膜などの筋肉があるのですが、息を吐く場合には、そのようなメインとなる筋肉はありません。そのため、息を吐くときには全身の各種駆動筋（外頸筋群、背筋、側筋、斜角筋、骨盤周辺筋、腹筋群、四肢筋、前頸筋群、前胸筋群）を総動員することになります。しかも息を吐くこととは正反対の機能を持つ吸気筋群まで巻き込んで、「呼気」に参加せざるを得なくなります。

したがって、正常な呼吸をする際には、全身の筋肉、靭帯、関節などの可動部分が最も効率よく働くことができる、無駄のないニュートラルな状態であることが大切なのです。

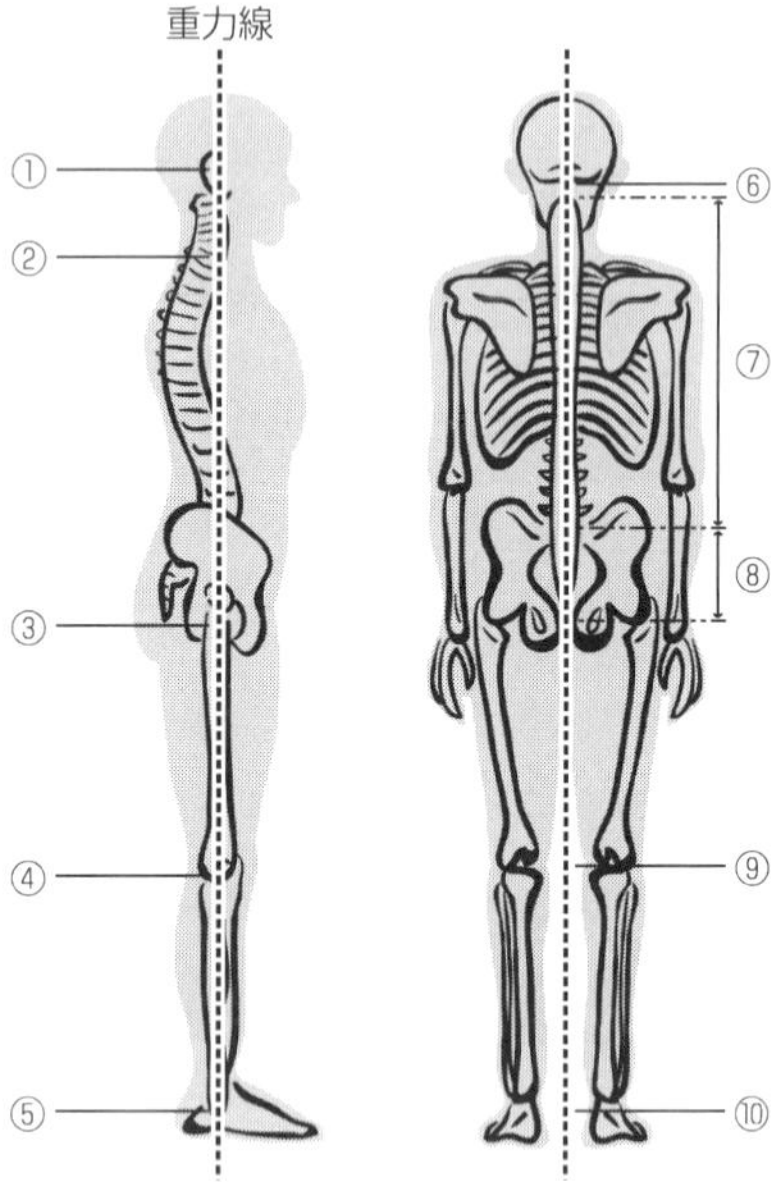

基本的立位姿勢の理想的アライメント

前後方向
① 耳垂
② 肩峰
③ 大転子
④ 膝関節前部（膝蓋骨後面）
⑤ 外果の前方

左右方向
⑥ 外後頭隆起
⑦ 椎骨《ついこつ》棘突《きょくとつ》起《き》
⑧ 殿裂
⑨ 両膝関節内側の中心
⑩ 両内果間の中心

正しく無駄のない呼吸法のための脊柱（神経系統）

正しく無駄のない呼吸ができているとき、脊柱《せきちゅう》（頸椎・胸椎・腰椎・骨盤）にはバネのような弾力性と、体の重力に耐えるための強靭性があります。

この力が最大限発揮されるポイントは2点です。

1　土台となる骨盤の傾斜角度が30度であること

2　柱である脊柱は、頸椎部分が前彎《ぜんわん》、胸椎部分が後彎、腰椎部分が前彎と緩やかなS字曲線を描いていること

人間が地面に対して垂直に直立するためには、地面に対する骨盤の傾斜角度は30度が適性であるとされているのはなぜでしょうか。

それは、角度が30度以上であると上体が前に傾いてしまうからです。そうなると、前に倒れないようにと、背中側の筋肉を緊張させてしまいます。前項でも述べましたように、正常で無駄のない呼吸をするためには、全身の筋肉、靭帯、関節などの可動部分がもっとも効率よく働くことができる、無駄のないニュートフルな状態であることが大切

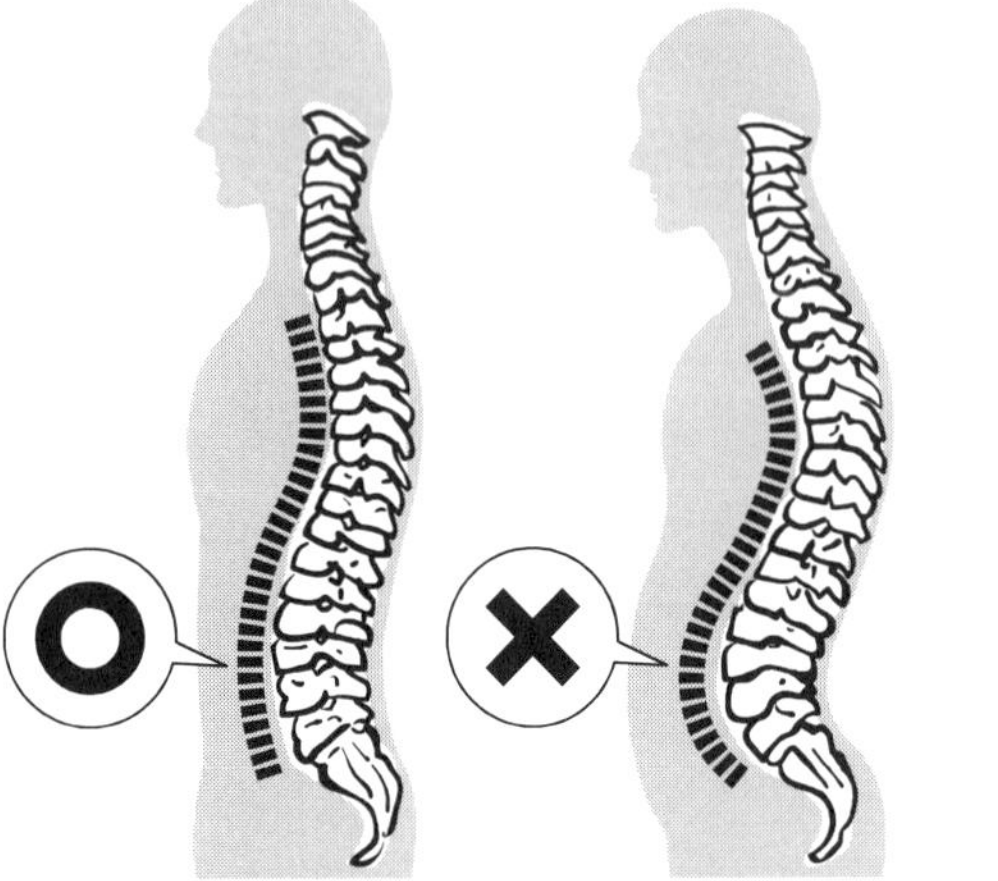

です。上体が前に傾いてしまわないようにするためには、体の背面の筋力を使って、体をまっすぐに引き戻さなくてはいけません。そうなると、無駄な筋肉を使うことになってしまい、正常で効率的な呼吸ができなくなります。

次に、骨盤の傾斜角度が30度未満の場合は、どうでしょう。

通常では、おへそに向かって前方に緩やかなカーブを描き、地面からの衝撃をやわらげて、体への負担を軽くしている腰椎部分の前彎が消失しやすくなります。

すると、前彎が消失したためにかかってくる負担を軽減しようと、胸椎部分の背中側への丸み（後彎）が大きくなります。

結果、猫背になってしまいます。

猫背では、胸郭（胸を囲う所）が狭くなり、下に下がるので、肺が圧迫されてしまいます。また、横隔膜が上下動しづらくなり、たくさんの空気を取り込むことができなくなってしまい、呼吸も浅くなってしまうのです。


骨盤の上には仙骨を仲介して脊椎がのっています。脊椎はそれぞれ頸椎7個、胸椎12個、腰椎5個でS字形を作って頭を支えています。

脊椎の作るS字形のカーブは、頸椎は前方に、胸椎は後方に、腰椎は前方に緩やかな弧を描いています。そして、上半身、頭、胸の重さを垂直に支える柱の役目と、同時に立位のときに地面から受ける衝撃をやわらげるクッションの役割をしています。

アルファベットのS字ではなく、Cの字のような丸まった背中やI字のようなまっすぐな背中では、バネのような弾力性がなくなり、脊柱で衝撃を吸収することができなくなります。

生体力学上、（彎曲の数×彎曲の数）＋1＝『脊柱の衝撃吸収力』となります。まっすぐなI字は彎曲がないので、（0×0）＋1＝『1』の吸収力です。Cの字のような丸まった背中では（1×1）＋1＝『2』の吸収力です。それに対して、体にとって理想であるS字形のカーブでは、首・胸・腰と3つの彎曲があるので、（3×3）＋1＝『10』の吸収力になるのです。

脊柱は緩やかなS字形のカーブになっていないと、衝撃の吸収力が減り、周囲の筋肉へ無駄な負荷がかかり、正常な呼吸の妨げになります。

したがって、正常で効率的な呼吸時には、周辺の筋肉に負荷がかからないよう脊柱が緩やかなS字のカーブを描いていること、そして骨盤の傾斜角度が30度であることが大切になるのです。

正しい呼吸法のための横隔膜と胸郭

正しく無駄のない呼吸時に、主導となって呼吸を調節する筋肉は横隔膜です。

また、大切な役割を担っているのが胸郭です。

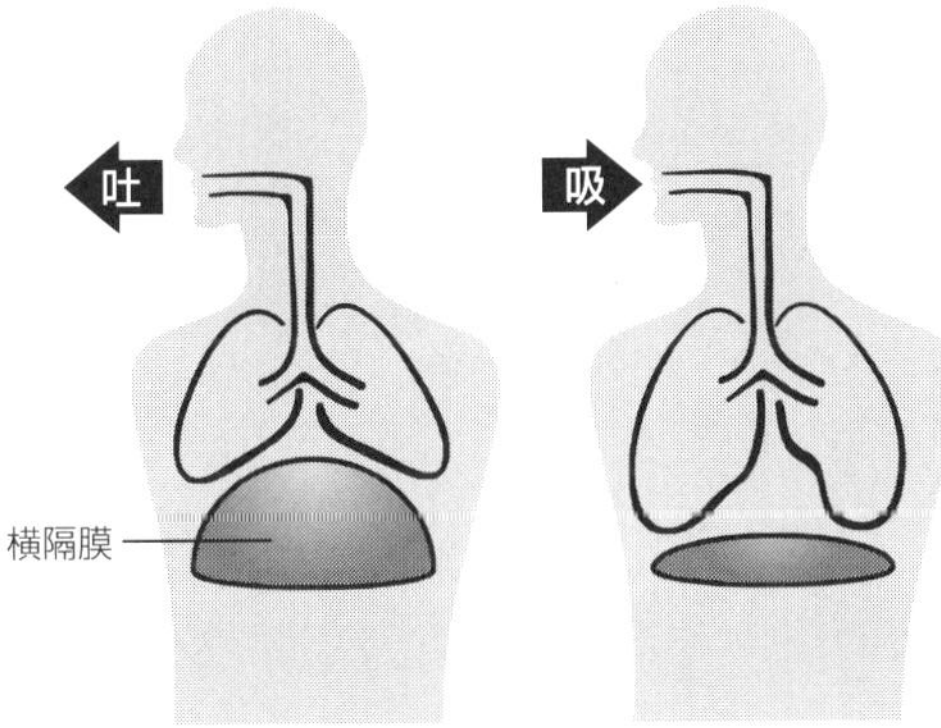

心臓や肺と、その下にある胃や腸などとの間に、伏せたお椀のようなドーム状の膜があります。これが横隔膜という筋肉です。この筋肉に力が入ると、形がお椀からお皿に変身します。そうすると肺の容積が増えて、その分だけ外から空気が入ってくるという仕掛けです。

胸郭は胸の内臓が入っている空間（＝胸腔）を取り囲んで守っている壁のことです。

一般的に「呼吸」とは酸素を肺に取り込み、二酸化炭素を排出することです。

しかし、肺自体が膨らんだり、縮んだりしているわけではありません。肺を囲む筋肉の働きによって空気が肺に入ったり出たりしているのです。

呼吸は、胸とお腹で行われています。主に60％はお腹で呼吸され、一般的に「腹式呼吸」という呼吸法が広く知られています。その腹式呼吸は「横隔膜呼吸」とも呼ばれています。ドーム状の横隔膜は、息を吸うとドームの屋根が下がり、息を吐くとドームの屋根が元に戻るという動きを繰り返しています。

正しい呼吸時において、安静時呼吸では、横隔膜は1・5～3㎝の幅で上下動します。深呼吸や運動時では、横隔膜の下降する幅は5～7㎝に増えます。横隔膜が1㎝下降すると、約250～300㎖の空気が流入するといわれています。

吸気は、「横隔膜の沈下」と「胸郭の拡大」と「横隔膜筋の収縮」で行われます。

これを調節する横隔神経は、左右の頸髄神経のC4（C3～5）を起点として胸郭内を下がり、横隔膜を貫いて横隔膜の筋とそれを覆う胸膜と腹膜の両方に分布し、膜の中心腱をコントロールしています。

また、膜の周辺部は胸髄神経（T8～12）が調節しています。横隔膜は元来随意筋ですから、呼吸の一部は随意的にもできます。

正しい「横隔膜呼吸」というものは、なかなか難しいものです。この呼吸法が上手にできない原因として、胸郭のかたさが挙げられます。胸郭がかたいと横隔膜が動きづらくなり、正しい横隔膜呼吸ができなくなってしまいます。そのため、胸部をやわらかくすることは、正しい呼吸法を身につけ、息苦しさを感じにくくするといえます。

呼吸時の胸の動き（胸部のやわらかさ）は、鳩尾《みぞおち》の高さでメジャーを水平に体に巻き、最大に息を吸ったときと吐いたときの胸の広がりの差を測ることで分かります。この差が4～5㎝あれば、胸に柔軟性があり、正しく呼吸できていると考えられます。差が3㎝の場合は、少し注意してトレーニングを行う必要があります。差が2㎝や1㎝では呼吸筋がかたいため、胸の息苦しさを感じている可能性の高い状態です。

この胸の動きは非常に大切なものです。胸部や腹部の伸縮がスムーズに行われていれば、呼吸に必要な「息を吸う筋肉」「息を吐く筋肉」が上手に使い分けできているといえます。

第三章

I 呼吸の傾向と対策

吐く（Exhale）ことから始める「E呼吸」、吸う（Inhale）ことから始める「I呼吸」。あなたはどちらの呼吸でしたか？

呼吸は、「吸う」と「吐く」、この2つの動作の繰り返しです。

二章で「呼吸」についてご紹介したように、人間の体は、空気を「吸う」ようにできていて、「吐く」ようにはできていません。意識して「吐く」ようにしないと、ついつい「吸う」ことが優先されてしまいます。そうすると、十分吐ききっていないのに、少し吐いて少し吸うような、浅い呼吸に陥ってしまいます。

「呼吸」を意識するということは、「吐く」ことを意識することです。

毎日の生活の中で、「呼吸」を意識する時間はどのくらいありますか？

呼吸は、意識しなくても勝手に行われているので、体が不調を感じない状況では、気づかない間にI呼吸に陥ってしまっているかもしれません。実は、I呼吸に陥っている人は、いくつかのタイプに分けることができます。

I呼吸のタイプごとに傾向と対策を知って、その状態に合った傾向別「呼吸トレーニング」を行うことで、I呼吸からE呼吸へ変えることができ、「E呼吸マスター」への道が開けていきます。

では、呼吸トレーニングを始めていきましょう！

「自分が」症候群に効く呼吸トレーニング

I呼吸の最も典型的なパターンです。

「自分」が、人からどう見られているのか、人からどう思われたいのかなど、人にどのように受け止められるかが気になります。何よりも自分をアピールすることに気持ちが集中してしまうパターンです。

この症候群に当てはまる人は、人とのコミュニケーションを心の底では求めている場合が多いのですが、I呼吸になっているために、双方向性のコミュニケーションではなく、一方通行のアピールになりがちです。

そのため、思うように人間関係を築くことができず、受け止めてもらいたい気持ちばかり強くなって、よりI呼吸が進行してしまうケースが多くなります。

傾向を知って、呼吸トレーニング1（p.68参照）を実践してみましょう！

行動の傾向

1 会話の主語がいつも「自分」
「自分がどう感じたのか」「自分が何をしたのか」「自分がどこに行ったのか」など、いつも今の話題について、自分が感じたこと、やったこと、思ったことを述べてしまいます。

周りの人がどんな意見を持っているかを聞くよりも、自分の思いを聞いてほしいほうが優先されます。

2 やったことを誰かに気づいて、ほめてもらいたい
掃除や片付け、書類作成やリサーチなど、手間をかけたことが誰にも気づかれず、労《ねぎら》いの言葉や、ほめ言葉をかけられないと悲しくなります。

頑張りを誰かに知ってもらいたい、ほめてもらいたいとつねに思っています。

3 話題についていけないと不安を感じる

今みんなが関心のあることについて、自分が知らないと取り残されたような気がして不安になります。そのため、知らない情報が話されている場では、自分が知らないことがばれないように「そうそう」など、相槌《あいづち》を打ちながら、話題の内容を知ろうと必死になります。また、そのような状況であっても、「私もそう思う」など、抽象的な言葉で意見を述べようとします。

4 うなずく回数が多い

いつも「うん、うん、うん……」といいながら、首振り人形のように首を縦に振り続けながら相手の話を聞いたり、4回以上連続してうなずいたりします。

5 他の人の話に言葉をかぶせてしまう

相手が話している言葉に「そうそう」や「私も！」などの言葉を重ねてしまいます。ひどい場合には「私のときはね……」など、自分のことを話しだします。

呼吸の傾向

「自分が」症候群は、いつも自分が輪の中心にいないと満足できなかったり、不安を感じてしまったりするタイプの人です。

このタイプの人の呼吸は、吸う時間と吐く時間は一緒ですが、息を吸った後、無意識のうちに少し呼吸を止め、自分の話ができるタイミングを見計らって、一気に吐き出す傾向にあります。

また、うなずきが多い人は、うなずきのたびに小さく息を吐き、その後吸うため、呼吸が非常に早く浅いものになります。

呼吸トレーニング1

もっとも基本となる呼吸法に、3秒間息を止める時間を加えます。「吐く」「吸う」「止める」の順番で、吸った後に息を止めると、新鮮な空気が体内をしっかり循環します。また、体内の空気の圧が一定となるので、体の筋肉が弛みやすくなったり、無駄な力みが取れやすくなったりします。

［手順］

①　まずすべて吐ききります。
※このとき、思いっきりお腹を膨らませましょう。

②　全部吐ききったら、一気に吸い込みます。
※このとき、お腹を思いっきり凹ませましょう。

③　吸い込んだら、3秒息を止めます。

④　③のあと、ゆっくり全て吐ききりましょう。
※①のときと同様、お腹を膨らませます。

⑤　②〜④を3分間繰り返します。
※3分間を1回とします。

［回数］

・1日1回行いましょう。

・時間は、朝起きてすぐがベストです。
・ゆっくり落ち着いてできる時間と場所を選んでください。

具体例1

「自分が」と、自分のことを主張するあまり、相手のことを考えられなくなってしまうのですが、実は、相手に自分を受け入れてもらいたかったり、甘えたかったり、大切にしてもらいたかったりする思いが強すぎるために起こってしまうケースが多くなります。

相手がこれから話そうとしている内容の予測がついたとき、ついその言葉を先に言いたくなった経験はないでしょうか。

私自身、いつも『私はお客様の話したいことが分かってしまう「先読みの名人」だ』と思っていました。お客様が少し話し始めたところで、「そうそう、○○ってことですよね！」と、笑顔で結論を言ってしまいます。もちろん、「なんで分かったの⁉ あなたはすごく私のことを分かってくれているのね」と、共感してもらえたり、喜んでもらえたりすると思って発言していました。しかし、たいていの場合、相手の方にはむすっとして、面白くなさそうな顔をされてしまいます。

実は、確信のない私の先読みがお客様の会話を妨げてしまっていたのです。お客様は話したいことの10分の1も話せないまま、結論だけをポンッと提示されたために、しぶしぶ「そうだね」とテンションを下げながら受け入れてくださっていたのです。もちろん、これでは「会話」は成立しませんし、コミュニケーションを図れていません。

言いたいことを話しきれない不満は、結果として「話のできないやつ」「自己主張ばかりするやつ」「分かったふりをして意見を押し付けてくるやつ」など、会話するに値しない人物という認識となってインプットされてしまいます。そして、「話をしても面白くない相手」というレッテルを貼られた私は、どんどんお話しできる機会を失っていきました。

対策と結果1

課題は、呼吸を深くすることです。

1回の呼吸をゆっくり深くすることができれば、相手の言葉に反射的に反応することがなくなってきます。相手が呼吸を吐き終わるまで待って、そのあとゆっくり自分の息を吐くことができるため、自然と会話のリズムが落ち着き、相手も話を最後までするこ とができるようになります。

具体例1で挙げた私のエピソード「先読み名人の過ち」ですが、何とか克服するために考えたのが、呼吸トレーニング1でした。実際に1週間行ってみた結果、まず、最後まで話をしっかり聞くことができるようになり、お客様に自分の話したいことを最後まで話していただくことができるようになりました。それだけでも、お客様の満足度は一気に上がり、次に会う約束をいただく機会が多くなりました。また、勝手に結論を決め付けて先読みしていたことの多くが、お客様の言いたいことと随分違っていたことに気づくことができ、自分の考えや意見を押し付けることで、関係を深めるチャンスを逃していたことが分かりました。

この気づきはとても大きなことです。

コミュニケーションは、自分を知ってもらうことではなく、相手を知るために、相手を引き出すための手段だということに気づけたからです。

大きな気づきがあったものの、これまでの癖はなかなか抜けきらず、意識しないとつい言葉をかぶせてしまうことがあったので、失敗の回数が減るようにその後も継続して呼吸トレーニング1を行っています。

具体例2

言葉を発しなくても、上手にうなずくだけでどんどん相手が話を進めてくれるぐらい、「会話上手なうなずき方」があります。うなずきひとつで、相手から話を引き出すことができるなら、話し足りないということや、話を妨げられることがないので、お話しされる方の満足度も自然と高くなります。

しかし一方で、「興味なし」「早く終わってほしいな」「聞いていません」といった否定的な態度を示す「下手なうなずき方」もあります。

この違いは何なのか、ある時取引先で営業成績不振のK君が上司に怒られている様子を見て納得しました。

K君は、とても真面目で、つねに用意周到、いつもどんなときも完璧に準備を整えてから営業に臨みます。ですから、自分の準備したものに対して絶対の自信を持っていました。しかし、成績はいつも最下位でした。

今回遭遇したのは、K君の成績不振について、上司の方が助言している場面でした。K君は、真剣に上司の目を見つめ、表情だけを見るとしっかり聞いているように見えるのですが、落ち着きなく、まるで一定のリズムでうなずき続ける首振り人形のようにうなずいていました。上司の言葉の区切りごとにうなずき、ときには早く、ときにはゆっくりしながら、それほどペースが変わることなくうなずき続けるのです。

傍《はた》から見ていても、「ちゃんと話を聞いているのかな？」と不思議に思える光景なのですが、どうやらK君は、しっかりうなずくことで、「分かっていること」をアピールしたかったようです。しかし、ずっと首を振り続けてうなずく姿は「私はあなたのことを分かっていますよ」というアピールどころか、「私はあなたの話を聞いていません」というアピールになってしまいます。

K君が相手に受け入れられなかったのは、相手に行為を示そうと思ってとった振る舞いが、実は、相手にとってマイナスの印象を与える行為だったため、どんなに準備をしていても受け入れてもらえなかったのです。

対策と結果2

うなずきのタイミングは、呼吸のリズムと一緒になります。吐くことを意識して、呼吸のリズムをゆっくりすることで、うなずく回数も少なくなります。相手の呼吸リズムは、話をしている間は「吐く呼吸」で、聞いている間が「吸う呼吸」です。うなずきは、1回ごとに呼吸を合わせ、吐く時間を吸う時間の3〜5倍に設定しましょう。これは、話をしているとき、無意識に吐く時間が3〜5倍になるため、話をしている状態では、自然なリズムとなります。

吐く時間と吸う時間が同じで、そのリズムが早いとうなずきが多くなってしまうので、深く大きくうなずくことを心掛けることで、呼吸も変わりやすくなります。

先ほど紹介したK君に、呼吸トレーニング1を行った後、本当に納得した場面でのみうなずくというルールを作って、会話をしてもらいました。

その結果、極端にうなずきの回数が減ったのです。

話をしていた相手の印象は、「じっくり自分の意見を聞き入れてもらえている感じがして、とても話しやすかった」「もう少し話を聞いてもらいたいと思った」と変化しました。話をしやすい状況としにくい状況は、呼吸の仕方だけで変わることをK君に実感してもらえました。

「うなずく」という動作に言葉はありませんが、タイミング、アクションの大きさ、頻度で、自分の意思を相手に伝えられる手段です。それだけに、どのタイミングで相手の呼吸に間を作って、コミュニケーションしやすいと思える関係を作るかを意識すると、うなずきは間を作ることができるとても有効な手段になります。

うなずきは、単に話のテンポを良くするため、話を聞いているよと安心させるためだけだと思っていたK君は、うなずきが新たな関係を作り出すきっかけになるかもしれないことを知って、うなずきのタイミングと表現の仕方を工夫することの重要性に気づき、より効果的なうなずきができるように、呼吸トレーニング1を大事な話の前に行うことを習慣化しました。

その結果、多くの人から、「また時間を作ってほしい」と言われるようになり、お得意さんの数が半年間で、前年1年間の顧客獲得数を超える結果になったそうです。

しくみと効果

吐くときにお腹を膨らませ、吸うときにお腹を凹ませます。

これは、一般的な腹式呼吸と逆の動きになる「逆腹式呼吸」です。

腹式呼吸に比べ、主に背筋で横隔膜を上下させることを意識します。そのため、腹腔の収縮（縮む）と拡張（伸びる）が、第2の心臓の作用を果たすので、腹腔内の血液の流れを良くしてくれ、胃腸の運動を促進して、消化を助けてくれます。また、自律神経の働きが活発になるので、甲状腺ホルモンや副腎皮質ホルモン、性ホルモンの分泌が活発になり、脂肪や水分の代謝が良くなります。

ポイント

1週間ほどで、効果を実感できるようになるでしょう。

即効性を求めるようであれば、効果を出したい直前に呼吸トレーニング1を3分間行ってから臨んでください。

「どうせ」症候群に効く呼吸トレーニング

I呼吸の人が陥りやすいパターンで2番目に多いのが「どうせ」症候群です。人を思う気持ちが強い人や、優しい人に多くみられます。自分に自信が持てず、いつもうつむき気味で、マイナスに考えてしまう傾向がとても強くなります。しかし、このパターンの人は、もともと人に好かれる気質の持ち主なので、E呼吸をマスターすると一気に人気者になるケースが多いのが特徴です。

呼吸トレーニング2（p.81）で、受け止め力をアップさせましょう。

行動の傾向

1　劣勢になると「どうせ私なんて」とつい思ってしまう

自分ができていないこと、足りないことを少しでも責められたとき、気づけたことをプラスに考えて克服しようと思うよりも、「何をやってもだめなんだ」「どうせ私なんて価値がない」と悪いほうにばかり考えてしまって、誰かに「十分頑張っているよ」と言ってもらえるのを待ってしまいます。

2　悪く捉えてしまう

ちょっとしたひと言を、ずっと気にして抱え込んでしまいます。

「イマイチだね」というひと言を言われたとして、何がイマイチなのか？　どう改善すれば良くなるのか？　など、その言葉が示す具体的なことを聞く前に、「ダメなんだ」と全否定されたかのように受け止めてしまって、相手に真意を確かめることができなくなってしまいます。

すべてを「○」か「×」で分類しようとしてしまう傾向があるので、達成するまでのプロセスのどこにいるのか、次はどこに進めばよいのかを考えることができません。

3　人と比べてしまう

できる人と比べて「私はやっぱりダメだなぁ」と落ち込み、できない人と比べて

「私いけてるかも！」と元気になってしまう傾向があります。

対象となる相手によって、自分に対する評価が変化するので、相手によって態度がコロコロ変わるようにとられることがあります。

4　目を合わせて話すことが苦手

目を見て話すことが苦手です。真剣に見つめて話をされると、つい目をそらしてしまったり、目が泳いでしまったりします。

5　発言するとき、言いきることができない

自分の意見を発することが苦手で、注目されることも苦手です。

発言に対していろいろ聞かれると困るので、責任逃れをしてしまう傾向があります。

呼吸の傾向

受身的で、起こることすべてに押され気味になってしまいます。そのため、目線はいつも下向き加減で、無意識的に息を潜める傾向にあります。小さく浅く体を硬くして呼

吸をしているのも特徴です。

また、ため息をつくことが非常に多いです。ため息は、大きくつくより、小さく頻繁についている傾向があります。

相手が話をしているときは、大きく息を飲む傾向にあります。

呼吸トレーニング2

吐ききれなくなって体の中に滞っている空気を、しっかりお腹の底から吐き出すことが一番の目的です。呼吸トレーニング2を行うことで、強く吐き出す筋肉が鍛えられます。

［手順］

① 足を肩幅に広げて直立します。
② 両手をおへその少し下に当てます。
③ 手でお腹を押さえながら、息を押し出します。

このとき、「はっ」と声を出しながら、空気を押し出しましょう。

④　まずは「はっ」「はっ」「はっ」と2秒に1回のペースで1分間繰り返します。

⑤　次に、短く早く「はっ、はっ、はっ……」と、1秒間に2回のペースで30秒繰り返します。

※④と⑤で1セット行いましょう。

［回数］

・1日2セット

・時間は、出かける前がベストです。

具体例1

私のクライアントであるWさんのケースです。

Wさんは、事務歴14年のベテランですが、いつも自分に自信がありません。

ある日、「これについて来週会議を開くから、資料をまとめておいてくれないか」と上司から頼まれました。一週間かけて一生懸命調べ、とても見やすく分かりやすい資料を作り上げました。

でき上がった資料は、珍しく自分でも「いいんじゃないかしら」と思える自信作に仕上がりました。

そこで、自信をもって上司に提出してみると、「何なんだこれは？　頼んだものと違うじゃないか！」と一蹴された上、「いつもお前は少し違うんだよな」と、ひと言。後から聞くと、上司がイメージしていたものとかなり違っていたことが分かりました。

確かに、頼まれた仕事を1回でクリアしたことは一度もなく、いつも的外れな結果を提出してしまうので、毎回仕事を頼まれるたびに評価が低くなっているような気がしてなりません。上司は「回数を重ねるごとに成長しているから、自信をもって一生懸命取り組みなさい。きつく言うのは、君の成長を考えてのことだから」と言ってくれますが、全力で取り組んだ仕事が「足りない」と言われると、すべてが「×」と言い渡されたような気がして、どうしても「どうせ私なんて……」と思ってしまいます。

1つできていないことをきっかけに、すべてを否定されたような気がして、毎回怒られるたびに自信を失ってしまいます。

客観的に自分がどういう状態なのか、冷静に見ることができず、いつも自分のことでいっぱいになってしまうことも良くないのではないかと思いながら、自分の考えにどっぷり浸《つ》かって仕事をしてしまいます。

そんな自分が嫌いで、何とか改善したいと思っていたところ、呼吸トレーニングと出会いました。

対策と結果1

まず、依頼されたことや指摘されたことなど、自分自身に降りかかってきたことに対して「分かりました」と受容できるととても楽になります。

そのために、まず大きく息を吸い込んで、少し大きめの声で答えるようにすると、呼気量が増えて、深い呼吸ができるようになります。

その上で、「少し質問があります」と、詳細について必ず3つ質問するようにしてみましょう。「質問する」という行為が、息を吐くことになり、相手とのコミュニケーシヨンを自分からとろうとする姿勢に繋がります。また、3つ質問しようとすると、分からないところは何かを考えるようになるのでコミュニケーションの内容が深く掘り下げられていきます。

コミュニケーションをとることで、良い点、悪い点、改善すべき点がはっきりと分かるので、客観的に自分の状態をみることができるようになり、「〇」をもらえるところに達するためには何をすればよいのか、新たな課題を知ることができるようになるでしょう。

今、自分が目標達成のために、どのくらいの量の「〇」をもらえているかが分かることは、できていない部分の「×」を考えるより、前向きになれます。

早速、Wさんに呼吸トレーニング2を実践していただきました。最初のうち、会社での大きな変化はみられなかったのですが、1週間たったころから、徐々に人とのかかわり方に変化が出てきました。

それまで、あまりかかわりがなく、仕事においてアドバイスをもらうことなどなかった人たちからも、やり方やちょっとした指摘など、仕事を教えてもらえることが多くなったのです。以前までなら、好意的なアドバイスさえ「責められている」と捉えていましたが、呼吸トレーニング2実践の効果で、言われたこと、指摘されたことを、素直に聞き入れられるようになっていたので、アドバイスをきっかけに会話も弾み、新しい人間関係が作られていきました。

また、いただく意見が責めたてるためのものではなく、今後の成長を期待してかけてくれている言葉だと受け取れるようになりました。その結果、今の自分の評価よりも、変化している過程を大事にできるようになったため、柔軟性が身につきました。

結果として、気分の落ち着いた状態が続き、周りの細かなことにまで目が行き届くようになったのです。

具体例2

学生時代、私は、学校で何か共有物が壊れていると、何の根拠もなく「金森、お前が壊しただろう」とか、廊下にゴミが落ちていると、「金森が捨てただろう」と言われるなど、いつも悪いことは「全部お前だ」と決め付けられ、疑いの目で見られ続けてきました。

学校の先生に嫌われることが多かったので、嫌な役どころはすべて私に回ってきていたように思います。なんで嫌われるのか、何が気に障るのか、よく分かりませんでしたが、「どうせ全部僕が悪いんだろう、好きに言えばいいさ」と開き直って、先生を受け入れない姿勢をとっていたことだけは鮮明に覚えています。

何もしていないのに疑いをかけられるという事実が度重なると、「僕の何がいけないんだろう」と振り返って、「何かを変えよう」という思いよりも、「どうせ僕なんて何をやっても悪く思われるんだ」と事実を受け止めることをせず、逃げることを覚えるようになりました。

目立たず、息を潜め、なるべく目につかないように過ごしていたように思います。しかし、決していじめられていたわけではありません。ただ、先生との関係がうまくいかなかっただけなのですが、「どうせお前だろう！」という言い方はとても傷つき、先生との溝が深まる原因になっていたように思います。

本当は、先生にほめてもらいたくて頑張っていたところもあったのですが、ほめてもらいたい大好きな人たちから「悪いことをするやつ」というレッテルを貼られると、行き場がなくなってしまいました。

その当時の私は、いつも一人で、なるべく人目につかないように過ごしていました。周りが声をかけにくい雰囲気を醸し出していたのではないでしょうか。

「どうせお前だろう」という言い方がいつのまにか自分の言葉となり「どうせ僕なんて」とコミュニケーションをとることを諦めるようになっていったように思います。

対策と結果2

まず、「問題が何なのか？」それを相手に尋ねてみましょう。

「何が気に障るのか？」「何について怒っているのか？」を知ることが、相手との溝を埋める第一歩になるからです。

そのために、「どうせお前だろう！」と決めてかかって上から一気にまくし立てられた言葉を、全身で受け止めたり、跳ね返そうと息を止めて我慢したりすると、過去の事例から今の状態をありのまま見てもらえていないことがつらくなってしまいます。

勘違いされていることを解消するために、「何について」「なんで怒っているのか」「何が不満なのか」「どうしてほしいのか」を相手の立場で考えてあげることが大切になります。

自分の立場を守るため、自分の権力を誇示するため、自分の言いなりにするためなど、様々な思惑がそこに込められています。何をしてほしいと思っているから、否定するような言葉になってしまうのか、相手を憎むのではなく、受け止めてあげることで、自分から歩み寄ることが、新しいきっかけを作ってくれるでしょう。

否定に対して、反発で向かっても、互いに反発し合うだけになってしまうので、息を大きく吐き出した後、ゆっくり吸い込んで柔軟に受け止めてあげることが大切になってきます。

私自身、呼吸トレーニング2を実行した結果、受け止め方を変えることができました。トレーニング前は、言われた言葉に反射的に反応するだけでしたが、トレーニング後は、投げかけられた言葉を受け止め、『なぜそう言われるのか？』を考えることができるようになったからです。この私の変化によって、今まで言葉を投げ放つだけだった人たちが、歩み寄ってくれるようになりました。もちろん、レッテルを貼られ、決め付けられて傷つくこともなくなり、よりよい関係を築くことができるようになりました。そのため、「今の自分はだめなんだ」と落ち込むよりも、「どうすれば良くなるのか?」と言葉に込められたメッセージを受け止めてプラスに転換することができるようになりました。

しくみと効果

外部からの力で、無理やり笑いを起こしています。

笑いによって、脳が刺激されます。その刺激は神経へと伝わって免疫機能ホルモンを分泌させ、ナチュラルキラー細胞(白血球の1つで、がん細胞や細菌感染した細胞を死滅させる役割を持つ)が活性化されます。

また、鎮痛作用と快感作用を持ったベーターエンドルフィンのホルモンが大量に分泌されます。そのため、「笑い」は身体を活性化して、免疫力をアップさせてくれます。

つまり、免疫力と自己治癒力が向上していきます。

ポイント

即効性があるので、その日から効果を実感できます。ただし、その効果を持続するために、1週間毎日行ってください。それ以降は、2～3日に1回程度でも効果的です。

「リセット」症候群に効く呼吸トレーニング

ゲーム機に付いている「リセットボタン」を押せば、すべてがスタートの状態に戻って、何もなかったことにしてくれます。

本来、リセットボタンはゲームの中の出来事だけに適応されることです。しかし、「リセット」症候群の人は、リセット機能の効果がバーチャルの世界だけでなく、リアルな世界でも適用できるような気がしています。そのため、自分の人生自体をリセットして、ゼロからやり直したいと思い、現実から目をそらす傾向が強く、I呼吸に陥っているパターンです。

行動の傾向

1　見返りを求めてしまう

自分の行為に対して、周りから感謝されたり、何かお返ししてくれたりすることを期待してしまいます。

また、人のために何かをする場合、それに対して他人から同じようにしてもらえることを期待してしまいます。

2　ノーが言えない

人から頼まれると断ることができません。

自分の状況や都合に関係なく、頼まれると引き受けてしまうので、いっぱいいっぱいになってしまいます。

3　自己評価が低い

対人関係を気にしすぎて、自分自身のやりたいことができません。

本当は、自分を高く評価してほしいと思いながらも、自分で自分を低く評価してしまいます。

4　ヒステリックになってしまう

思いやりをもって行動しようとしますが、その気持ちが強くなりすぎると自分の感情がコントロールできなくなってしまいます。

「ALL or NOTHING」「DEAD or ALIVE」が根底にあるため、うまくいかなくなると、全部丸投げしてゼロから新たにやり直したくなります。

5　自分の意見が一番大事だと思ってしまう

リセットできる人間関係が前提なので、相手に対する敬意や思いやりに欠けてしまいます。そのため、自分を抑制できず、自己中心的に振る舞うようになってしまいます。

呼吸の傾向

周りに合わせるのが苦手なので、人と交流することが得意ではありません。

しかし、人から頼まれると「ノー」と言えない優しさを持っているため、うまく交われない自分を責めてしまいます。うまくいかないことが多くなると、小さなため息が多くなります。そして、リセットすることを決めた瞬間、大きく息を吸い込んで、深いため息となる傾向があります。

「吐く」ことは良いのですが、短い「ため息」では、一度に吐ききることができず、古い空気が体内に残ってしまいます。

一回の呼吸ですべて換気できないことが特徴です。

呼吸トレーニング3

呼吸していることをしっかり認識することが大切です。空気が体内に入っていること、それが出て行くこと、この単純な流れをとどめず、ゆったりとした流れで継続することが、心の流れもゆったりとさせてくれます。

細く長く吐くとき、手や足など、体の隅々から空気を搾り出すようなイメージを持ちましょう。全身から古い空気を吐き出した後、3秒止めることで、新しい空気が全身に充満しやすくなり、酸素の吸収率がアップします。

［手順］

① 細く長く、吐ききりましょう。
② 吐ききったところで3秒止めます。
③ その後、一気に吸いましょう。
④ 吸いきったあと、3秒止めます。
⑤ ①〜④を3分間繰り返しましょう。
＊ポイントは、細く長く吐ききることと、吐ききったあと3秒止めることです。

［回数］

・1日1回を目安に実行しましょう。
・時間は、寝る前がベストです。
・ゆっくり落ち着いてできる時間を選んでください。

具体例1

私のクライアントであるKさんのケースです。Kさんはとても真面目で、家族を大切に思っている方です。

週3日だけのパートですが、新しい仕事に変わってから、同じ職場の人たちと軽い雑談ができません。そのため、なかなか馴染むことができずに息が詰まる思いです。

仕事についたばかりのころは、周りが気遣って声をかけてくれていましたが、自分から話しかけることができないため、だんだん周りが離れていってしまいました。

その上、無視されたり、いやみを言われたりするようにさえなっています。

最初は、そんな態度をとる人は1～2人だったのですが、今では職場の全員がそのように接してきているように思えて、仕事をする上でもやりにくくて仕方がありません。

職場の人との関係もできるだけ良いものにしたいと思っているので、仕事でかかわりがあるときには話をするようにしているのですが、なんだか距離を置かれているように感じます。

そう思えてくると、職場に行くこと自体が苦痛になってきました。

これまでも同じような理由から何度も転職を繰り返し、パートなのに長続きできずにいます。

毎回、「新しい職場に変われば、環境が変わるし、周りの人も変わるから、自分も新しくやり直せるかもしれない！」と思うのですが、何度転職しても同じことの繰り返しで、まだ自分に合った職場にめぐり合えていません。繰り返すたびに自信がなくなり、新しいところを探したり、新しいところに出かけたりすることが苦痛になってきました。

このままずっと同じことを繰り返し続けるのでしょうか。それとも、自分が心地よいと思う場所にめぐり合えるのでしょうか。

対策と結果1

背中を丸めて、体を小さくして浅く、肩で呼吸をしている状態をE呼吸に変えていきましょう。

外からのいろいろなプレッシャーやストレスから、自分自身の心を守ろうとして、体を小さく丸めて外からの力が自分の中に入ってこないように、全力でブロックしている状態です。この状態では胸が広がりにくくなってしまうため、空気をたくさん吸い込むことが難しくなります。その結果、肩を使って呼吸している状態になっています。

小さくため息をついてしまうのは、十分に換気が行われないため、体の中にたまった古い空気を外に出したいという思いの表れです。

まずは、正しい姿勢をとって、横隔膜を意識した基本の呼吸を行ってみましょう。大きく空気をお腹にまで入れることを意識してみると、少し胸が開いて、心がゆったりしてきます。

深く息を吸うことは、胸腔、腹腔といった体の中の袋を大きく広げてくれます。体の中に空気がたくさん入ると、自然と姿勢が良くなってきます。人の体は、天を見上げて泣けなかったり、下を向いて笑えなかったりするように、姿勢が感情に大きく作用します。ですから、基本の呼吸をするだけで、心がゆったりして前向きになってきます。

この後に記してある呼吸トレーニング3を1週間、毎日続けていくことで、1週間たったころから、周りがどのように思っているかが気にならなくなり始めました。

自分に対する反応が気にならなくなると、周りの様子を受け止めるゆとりが生まれてくるので、話がしやすそうな雰囲気の人を見つけて、まずはその人に話しかけることを開始しました。決して無理に話をしようと頑張る必要はなく、職場の人から尋ねられたことに、まずは「はい」「いいえ」を伝えることから始めていきました。

最初は、職場の人の反応は大して変わらなかったのですが、その状態をさらに1週間続けた結果、少しずつ話しかけてくれる内容が仕事以外の話やKさん自身のこと、そしてお互いの今の悩みについてなどへと変わっていきました。

その後も、呼吸トレーニングは2日に1回のペースで、気がついたときに継続していますが、職場で馴染めないような感じを受けることはなくなり、自分から関係をリセットしようと思うことがなくなったそうです。

今では、新しく入ってきたパートの方で、昔の自分と同じような状態の人を見つけては、呼吸法を教えてあげて、社内の職場環境を整えるリーダーとして活躍されています。

具体例2

私のクライアントであるHさんのケースです。とても優秀な営業マンで、社内社外の評価は非常に高く、いつも周りに人が集まっているように見えていますが、実は、人間関係をうまく作れないことに悩んでいました。

Hさんは、新しい場所、新しい環境に行けば、新しい自分に生まれ変われるんじゃないかと思っていました。

学生時代は、学校に馴染むことができなくて、どこに行ってもいつも邪魔者扱いされていました。中学、高校、大学と進学するたび、新しくなった環境で新しく作り直せば、人生が変わるのではないかといつも考え劇的に変化しないかと期待していました。

しかし、現実は、いつも同じことの繰り返しでした。

心を許せるような友達はなかなかできず、ずっと繋がりを持ち続けるような友達もほとんどいません。それぞれの学生時代ごとに、リセットしてきたからです。

自分が友情を示せば返してくれて当然、と思っていたことに対して、何も反応がなかったり、自分はみんなから慕われることをしているつもりなのに、誰にも受け入れてもらえず自信をなくしたりしました。その繰り返しの中で、深く付き合うことで作られる関係を夢見ながら、実際には自ら放棄し続けていたのではないかと、振り返ってみて思います。

うまくいかない人間関係は、「僕のことをちゃんと見てくれる人がいないから」、見てくれないなら、長く関係を続ける必要はないし、「次のところでは見てくれる人がいるかもしれないから」という理由をつけて、出会った人との繋がりをズバズバ切ってきました。

今となっては、学生時代の友達がほとんどいないことがとても残念ですが、わずかでも繋がっている友人たちは、Hさんの一方的なリセットを受け入れず、しつこく連絡をとり続けてくれた貴重な友人たちなので、ずっと大切にしていきたいと考えているそうです。

そして、今の悩みは、いまだに学生時代と同じような人間関係しか作れないということです。

学生時代に学ぶべきことだったのかもしれませんが、そのチャンスを逃してしまった以上、新しく関係構築の術《すべ》を身につけることはできないかと、悩んでいます。

すぐに切ることができるような関係ではなく、人との信頼関係を感じられるような、深い付き合いができる方法を知りたいと思っています。

対策と結果2

話を聞いている間も、ため息とともに言葉が出てくるような感じでした。

今の状態もリセットすれば何とかなる、と自分に思い込ませながら話してくれているようでした。しかし、頭でリセットを理解できても、心まですっきりリセットできないことをすでに経験から知っているだけに、これから先が不安で仕方ない様子です。

人との関係は、「間合い」なので、呼吸法をしっかり身につければ改善されます。

連続して出てくる小さなため息は、吐ききる力が弱いことを示しています。

吐く力こそがE呼吸の呼吸力ですから、しっかり「吐く」ことを身につけてもらうために、トレーニング方法を最初の1週間だけ、通常の2倍やってもらいました。

2週目は1日1セットのペースで行い、3週目以降は、2〜3日に1回のペースで行ってもらいました。

そのころ、会社に中途採用の人が入社してきたとの報告がありました。年齢が同年代であったこともあり、積極的に関係作りを行ってみました。

　すると、友達との関係をリセットばかりしていたのは、一緒にいても楽しいと感じることがなく、逆に苦痛であったのが原因だったと分かりました。それは、本当の自分をどこまでさらけ出してよいのか、はかりきれないことがストレスとなっていたためですが、呼吸トレーニングを積んで、吐ききる力が身につくと、以前より少し自分自身について話ができるようになりました。また、自分自身について語れば、相手も同じようにさらけ出してくれることを体験し、自分の行動によって相手の行動も変わることに衝撃を受けたようです。

　もともと優しい心の持ち主だったので、相手を受け止めるゆとりができて一気に友達が増えていきました。

　昔からの友達との関係は、より深くなりました。さらに、何か問題が起こっても、それをきっかけに関係を深めようと考えられるようになりました。

しくみと効果

1週間ほどで、効果を実感できるようになるでしょう。

呼吸を止めることで、体内を循環する酸素の量が増えます。体の隅々にある毛細血管にまで酸素を行き渡らせることで、酸素の吸収率が増えていきます。

「青い鳥」症候群に効く呼吸トレーニング

心がピュアでまっすぐな人がなりやすいパターンです。

今よりもより良くなりたいと思うような、向上心を常に持っていて、現状に満足できない人が陥りやすいです。

また、今に満足できない原因を、自分以外のものに求める傾向が強く見られます。環境や状況を変えることに一生懸命になっているうちに、本当の自分が分からなくなってしまいます。

呼吸トレーニングを通じて、本当の自分が求めているものが何なのか、どうしたいと思っているのか、まずは自分自身を知ることから始めましょう。

行動の傾向

1　いつも現状に不満を持っている〜現実逃避〜

「どこかにもっと自分を生かせる場所があるのではないか」「どこかにもっと楽しみながら取り組める仕事があるのではないか」「どこかにもっと自分の能力が輝く場所があるんじゃないか」など、今よりもっと自分らしさを発揮できる場所を求めたり、自分を輝かせ、能力を引き出してくれる場所があるのではないかと探してしまったりしてしまいます。

2　新しいものが好き・あきっぽい

好奇心旺盛で、いろんなものに興味津々なので、新製品が出ると気になります。また、誰よりもいち早く新しい製品を手にしたいと思っています。

新しいものを持っていないこと、知らないことが、他の人と比べて劣っている原因になっているように感じてしまうので、人気ランキングはいつもチェックしています。

3 人の目が気になってしまう

洋服、容姿をはじめ、振る舞いや人との付き合い方、仕事内容や会社でのポジションにいたるまで人から自分はどう見られているのか、どう思われているのかが、非常に気になります。

4 気まぐれ、子供っぽい

イメージの話は好きですが、具体的で緻密な話は苦手です。

理想ばかりを追い求めてしまい、つらいことは人に任せてしまう傾向があります。また、無責任に思いついたままを発言したり、行動したりするので、周りから受け入れられにくいことが多いです。

5 反抗期がなかった

第一反抗期、第二反抗期ともに、経験することなく、親が提示するものに素直に応えてきました。

呼吸の傾向

意識のアンテナがいつも外に向けて張り巡らされています。そのため、自分について見えなくなっていることが多く、周りのことに気が向けば向くほど、呼吸は「口呼吸」になってしまいます。

また、より多くの情報を、広く吸収しようとするため、浅い呼吸となってしまうので、胸式呼吸で、とても早いことが多くなります。

自分でコントロールできない状況も受け入れようと頑張ってしまうため、肩や首の凝りや張りが強くなり、呼吸はさらに浅く早くなる傾向があります。

呼吸トレーニング4

周りからどう見られているのか気になる人が多く、いつも気を張っているので、肩の力が抜けにくくなっています。そのため、呼吸が浅く、息苦しさを助長させています。

また、人の目につきにくくしようという思いも強くなるため、猫背気味になってしまうことが、さらに肩周りの緊張を強くしてしまいます。

呼吸トレーニング4は、肩の力を抜くことで、肺を広がりやすくして、呼吸が深くできるようにします。
腕の重みを使って肩の力みを取り除くので、脱力の仕方を体が覚えていられます。

［手順］

①　肩幅に足を広げて直立します。
②　首をすくめるように両肩を持ち上げます。
　この時、肩のてっぺんが耳たぶにつくぐらいまで持ち上げましょう。
③　②の状態で一度息を吐ききります。
④　②のまま一気に吸い込みます。
⑤　肩をストンと落としながら、鼻から息を吐き出します。
⑥　肩を持ち上げながら、鼻から息を吸います。
⑦　⑤と⑥を1回として、30秒間で15回繰り返しましょう。
※1セットは30秒間に15回行いましょう。

［回数］

・1回3セット
・時間は、出かける前がベストです。
・このトレーニングは交感神経が優位になるので、睡眠前は避けてください。

具体例1

私のクライアントであるEさんのケースです。

先日の人事異動で、同期入社の同僚が上司になりました。

非常に仲の良かった同僚で、入社以降、何か問題があると悩みを語り合い、励まし合いながらやってきました。

社内の成績では、Eさんのほうが常に少し上だったのですが、上司とのコミュニケーションにおいては、同僚のほうがそつなくこなし、受けが良かったのです。

今の仕事は、もともとEさんのやりたい仕事ではなかったのですが、社内での成績発表で上位に入るのを目標にすることで、なんとかモチベーションを保ってきたつもりです。それは、昇進するためには成績さえ良ければ問題ないだろうと、Eさんなりに考えて取り組んできたことでした。

しかし、実際は、営業成績ではなく、上司への取り入り方が大事だったのだと、同僚の人事異動で思い知らされました。Eさんは、改めて組織のむずかしさを実感し、自分の本当の能力を引き出して、もっと人のためになるような仕事ができる場所は、この会社ではないのではないかと思えてなりません。

同僚とはいえ、上司になった以上、指示を仰がなければなりませんが、明らかに自分より成績が悪かった人からの指示を真剣に聞かなければならない現状がどうしても受け入れられず、会社に行くのが億劫《おっくう》になっています。

同僚もやりにくそうで、Eさんに正面きって話をしないので、関係は良くありません。今の会社のやり方や評価の仕方では納得できません。

理不尽に思うことをあからさまに発していると、周りはどんどん近寄らなくなり、一人孤立しているように感じています。

今では、周りの目が気になって、自分の居場所がないように感じていて、とても息苦しいということです。

対策と結果1

成績を上げることより上司に媚《こび》を売ることが昇進に繋がったということ。さらには、同僚が上司となり、自分より成績が悪かった人の指示を受けなければならないこと。

この2点について話をしているとき、特に肩に力が入って前のめりになり、無意識のうちに声が大きくなっていました。

自分が努力した結果が周りの人から正当に評価されないという点を受け入れて、納得しようとがんばっている様子が、冷静に話をしようとしてはいるEさんの姿から感じられましたが、どうしても、怒りが力みとなってしまうため、吸うことが多くなっていました。話しながらの呼吸なので、吸い込みは口からになってしまいます。

また、話をする前は、呼吸を小さく浅くし、ため息混じりの口呼吸をしていました。

好きでない仕事だとしても、いつも良い成績を残すように努力を積み重ね、かかわることに喜びを見出せる工夫をして、自分に与えられたことに一生懸命取り組むようにしてきた結果を認めてもらえなかったことがショックで「ここは私がいる場所じゃないんじゃないか」「私は必要とされていないんじゃないか」と殻に閉じこもろうとする傾向があったことを、話をする前の呼吸があらわしていたように思います。

呼吸トレーニングを1週間続けてもらった後に会ったのですが、少し顔が小さくすっきりした感じになっていました。肩の力が抜けて、血液の流れやリンパの流れが良くなったため、顔のむくみがなくなっていたのです。

加えて、いつもいかり肩でそれが自然体だとずっと思っていた姿勢が、実は、力みによって生じていたものだということが分かったのです。

呼吸トレーニングによって脱力できたことは、見た目だけでも分かります。

呼吸は、深く落ち着いて行えるようになりました。

そこで、話と話の間は口を閉じることを意識して、鼻で呼吸することを心掛けてもらうようにしたところ、イライラすることが減り、冷静に話を聞いたりしたりできるようになったそうです。

具体例2

私のクライアントのYさんのケースです。

一流大学といわれる大学を卒業し、希望していた出版社へ入社できたのですが、1年目を過ぎて2年目に差し掛かったころから、社内において、自分の存在価値が低いような気がして周りからどう思われているのかが、気になるようになりました。

「○○大学を卒業したのに知らないの？」とか「できて当たり前よね」など、プレッシャーをかけられるたび、なんだか馬鹿にされているようで、居場所がないように感じてきました。できない自分をさらけ出せない息苦しさを感じていて、もっと自由に何も気にしないで仕事に没頭できる環境のほうが、自分らしさが発揮できるのではないかと転職を考えています。

出版の仕事は本当にやりたかったものですし、入りたかった会社なので、もっと頑張ってやりたい気持ちもあるのですが、社内で邪魔者になってしまっているなら、早くいなくなったほうが、自分にとっても周りにとっても良いのだと、今自分に言い聞かせています。

自分がやめた後、「できなくて逃げ出した」「中途半端に投げ出した」と思われることだけが嫌で二の足を踏んでいます。

対策と結果2

Yさんは、自身の状況を話している間、つねに伏し目がちで、全く目線を合わせようとしてくれませんでした。

言葉と言葉の間にため息が混じり、言葉を吐き出す力はか細く、息が止まってしまうのではないかと心配になるほどでした。

話の途中に、息を思いっきり吐き出してもらいましたが、たった5秒しか吐くことができず、自分の呼吸に注目したことさえなかったため、意識して呼吸をしてもらうだけでも息苦しさを感じたほどでした。

そこで、呼吸トレーニング4を1セットしてもらったところ、急に顔色が良くなり、明るい雰囲気になりました。

有名で一流と言われる大学に入るために頑張った努力の過程や、出版社に就職するために費やした時間や労力のこと、現在も会社以外のところに学びに行く貪欲さなど、つねに「もっと頑張らないと！」と自分自身を叱咤激励し続け、いつも自分にプレッシャーをかけ、歯を食いしばって頑張った結果、今にいたったという「努力家」の事実が分かりました。

「期待に応えなければならない」「思われているとおりの自分でいなければいけない」と、「～せねばならない」ことでいつも追われていたため、人からどう見られるかが気になって、目を合わせることができなくなっていたのです。

1週間、呼吸トレーニングを続けてもらった結果、目を見てしっかり話ができるようになりました。

実は、真面目な性格が手伝って、伝えておいた回数の倍もトレーニングしてしまったそうですが、1週間の出来事を話してもらうとき、失敗談でも笑いながら話せるようになっていました。

仕事についても、「よく知らないので教えてください」と、自分から「分からない」

「できない」ことを告げられるようになり、他の人がどう見ようが、今の自分をありのままさらけ出していれば、それでいいんだと思えるようになったそうです。

いていいのか悪いのかを気にしていましたが、周りの判断よりも、自分がいたいのか、いたくないのかを、基準とできるようになったため、周りの声が気にならなくなりました。

しくみと効果

酸素を取り込む場所である肺は、肋骨の中にあるため、背中や肩の筋肉が緊張して肋骨の動きを制限してしまうと、肺が十分に膨らまなくなってしまい、呼吸が浅くなります。

特に肩の緊張は、この動きに大きく影響します。

片腕の重さは約5kgあるので、脱力して落とすだけで肩に十分な力が加わります。

腕の脱力によって、肩周りの筋肉がストレッチされますが、これは、背中、胸、首へとさまざまな場所に繋がる筋肉へ影響されるため、首周りから、肩甲骨周りにいたるまで、肩周辺の筋肉が全体的に緩和されます。そのため、肋骨の動きの制限がなくなり、深く呼吸できるようになります。

ポイント

腕の重みを上手に使うために、肩を落とすときは十分脱力しましょう。即効性があるので、1度行うだけでも、気持ちが少し変わったことを実感できるでしょう。ただ、効果を持続させるために、最初の1週間は、1日1セットは必ず行うようにしましょう。

「無気力」症候群に効く呼吸トレーニング

欲しいものは与えられ、身の回りのことは周りの人が整えてくれるため、敷かれたレールの上を歩くだけで、順調に人生を歩むことができた人に多く見られるパターンです。従順で、人を疑うことをあまりしないため、与えられた環境に疑問を持つことなく、自分で何かを選択することが少ない環境で育ってきました。大きな問題にぶつかることのなかった人が、ふと自分自身について考えたときに陥りやすいです。

一見、恵まれた環境の中で過ごしてきているので問題がないように思われるのですが、いつも周りの価値観に合わせていたため、自分らしさや自分のペースがわからなくなっています。

呼吸トレーニングを通して、自分らしい呼吸のペースを手に入れて、自分で選択できる力をつけていきましょう。

行動の傾向

1　受動的になっている

変化を望まないので、現状維持を第一と考える傾向にあります。

そのため、あらゆることに無関心で、対立や不和が生じると回避することを一番に考えてしまいます。

また、周囲の雰囲気に合わせてしまうため、自分を表現するのが苦手です。

2　優柔不断である

自分の意見を持たず、人との争いを避けようとするため、決断を下したり、選択したりすることができず優柔不断です。

3　何事にも無気力で、すぐに退屈してしまう

いつものんびりゆったりとしていて、ペースを乱されることを嫌う傾向にあります。

問題を避け、平和を求めすぎるため、刺激が少ない場所を求めますが、その一方で、波風が立たない状況に、すぐに退屈してしまいます。

4　投げやりになってしまう

自分の意見を言わず、周りに委ねすぎる傾向にあります。

自分の意見を持たないので、基準は相手や周りにあり、決断を下すことができず、周りに任せっきりになってしまいます。

5　意固地になってしまう

自分の意見に対して攻撃されると、とたんに意固地になり、自分の意見に固執し

てしまいます。融通が利かない人と思われやすいです。

呼吸の傾向

一緒にいる相手の影響をとても強く受ける傾向にあります。一旦呼吸のリズムをつかむと、その一定のリズムをかたくなに守ることで、自分を守ろうとします。自分のペースを持っていないので、相手と一緒だと安心できるためです。しかし、一度つかんだペースが正しいと考えると、そのペースに固執してしまい、柔軟に対応することができません。

自分で何かを決定できないので、返事はいつもため息混じりで曖昧《あいまい》で、最終決定を相手に委ねる傾向があります。そのため、「あ〜」「え〜」など、曖昧な言葉を放つことが多いのですが、あえて言えば、相手に決定を委ねる姿勢こそが、このパターンの人にとっての自己主張であるため、そのときが一番長く息を吐いている状態になります。

呼吸トレーニング5

自分の呼吸ペースを作ることが目的です。体の中にある空気を全部吐き出す力をつけることで、自分の呼吸力を知ることができます。一点に集中して息を吐き出すことで、集中力もアップするので、呼吸だけに没頭でき、周りが気にならなくなります。

［手順］

①　壁に「〇」を書いた紙を貼ります。
②　その壁から3m離れたところで、「〇」に向かって立ちます。
③　下腹部に手を当て、息を吐くときに下腹部を押します。
④　まず息を吐ききります。
⑤　一気に吸い込みます。
⑥　ゆっくり細く長く口から息を吐きます。
　　このとき、壁に貼った「〇」に、吐いた息を届かせることを意識しましょう。
⑦　息を吐ききるまで行います。
⑧　⑤〜⑦を5分間繰り返しましょう。

※徐々に吐ける時間を長くするようにしましょう。

［回数］

・1日1回行いましょう。
・時間は、仕事を始める前がベストです。
・集中力を高め、精神を安定させてくれるので、眠る直前もお勧めです。

具体例1

私のクライアントであるMさんのケースです。人を思う気持ちが強く、いつも周りを気遣っています。自分の存在が人のためになっているのかどうか、不安に感じることが多くなり、ちょっとした周りの言葉やしぐさに敏感に反応してしまうようになりました。最近、仕事もプライベートも何もかもうまくいきません。

人を助けられる人になりたいと頑張ってきたはずなのに、頑張るほど孤独になっていく気がします。何のために頑張っているのか、分からなくなってきました。

落ち込むたびに、こんなことではいけないと言い聞かせて頑張ってきましたが、頭では分かっていても、体がついていきません。

もう、どうすればいいのか、分からなくなりました。勇気のない臆病な自分が嫌ですが、どうしたら明るく前向きに頑張れるのかが分かりません。

夜はなかなか眠れず、朝は気持ち悪い感じです。

なんとか仕事には行っていますが、正直仕事に行くのも辛い状況です。

対策と結果1

気力が湧いてこない状態は、エネルギーになる材料がないのも原因の1つです。

呼吸は、単に空気を入れ替える作業ではなく、そこから吸収される酸素によって、全身にエネルギーを行き渡らせる効果があります。

浅い呼吸では、何かを考えたり、行動を起こしたりするのに十分なエネルギーを得られません。呼吸トレーニング5を実践すると、全身の空気を換気できるようになり、全身の細胞にエネルギーが行き渡るようになるため、自然と体が動きたくなってきます。

また、深い呼吸によって横隔膜が動き、自律神経の活動が活発になるので、体が活動するモードに変化してきます。

何もかもうまくいかない現状に落ち込んでいても、うまくいくきっかけが生まれないことが頭で理解できるようになってきて、うまくいくためのきっかけを自分で作ろうとし始めます。

うまくいくか、うまくいかないかを気にしていると、うまくいかなかったときに受けるショックが大きいのではないかと考えて、動かないほうを選択してきてしまったのですが、うまくいかなかったとしても、動くことで得られる新しい経験は、必ずいつか自分のプラスになるきっかけを与えてくれると思えるようになってきます。

呼吸トレーニング5を寝る前に実行する。それだけで、まず、夜の眠りが深くなりました。その結果、昼間に活動できる体力がついてきました。

動ける体力があると、何もしないでいることが苦痛になってきます。

その結果、何かを始めたい、何かを始めようという気力が湧いてくるのです。

確実にうまくいくことだけを行うのは一見楽なようですが、常に失敗を恐れなければならないので非常に疲れます。

うまくいかないことのほうが多く、うまくいかないことにこそ、それをクリアする楽しみや、乗り越えたところにある新たな課題とめぐり合う喜びがあることを実感し始めます。

最初のころは、うまくいかないのを恐れて、意識的に呼吸トレーニングを放棄することもありましたが、呼吸するだけで捉え方が変わるのを信じることで、継続できるように変化していき、今の状態を素直に受け止めて、楽しめる余裕が生まれてくるでしょう。

具体例2

私のクライアントであるTさんのケースです。これまで、とても厳しい環境で、トップ営業マンとして走り続けていました。あるとき、大きな商談で失敗をしてしまい、営業から事務職へ人事異動され、やりがいをなくしてしまいました。

今は、何をしていてもすぐに眠たくなってしまいます。何をする気も起きません。何かをしようと思うと、眠くなるので、何もできなくなり、ただただ眠っていたいと思うだけになっています。

このまま、ずっと何もできなくなってしまうのではないかと不安です。早く、今までのように普通に働けるようにならないと、と思うと焦りばかりが大きくなってしまって、余計に眠くなります。

対策と結果2

考えなければならないことがあったり、目の前の課題をやりきらなくてはならなかったり、「しなくてはならない」と思えば思うほど、その現実から逃げたいと思う気持ちが強い睡魔となって襲ってきます。

その睡魔に負けて眠りにつくと、体は鉛のように重く感じ、深く眠ることはできますが、いつまでたっても、何時間寝ても、眠気は治まりません。

そんなことを繰り返しているうちに、いつも「やる気」が「眠気」に負けるのが当たり前になってしまって、何一つしっかりできなくなってしまいます。

きちんとやりきれない自分が嫌で、さらにその現実から逃避しようとすると、何も感じない無気力を装うしかなくなってしまうのです。

しかし、その無気力な自分が嫌だと感じているうちは、本心から望んでいるものではなく、きっかけを探している状態なので変わるチャンスはあります。

ただ、新たにチャレンジしたことでまた失敗したらどうしよう、と思う気持ちがこれまでと同じように無気力感を生み出してしまうので、まずは大きく生活を変えるのではなく、呼吸トレーニング5のみを生活に取り入れてもらいました。

呼吸トレーニング5だけであれば、失敗する恐れがないため、素直に受け入れてもらえました。

1週間、好きなだけ眠ってよいという条件で呼吸トレーニング5を継続してもらったところ、ちょうど1週間後から、昼間の眠気がなくなったといいます。

そこで、睡魔が襲ってこない時間に、今やろうと思っていることを書き出してもらうようにしました。それに約1週間を費やします。

ゆっくり、のんびりあせらず進めていくことが大事です。そののんびりした状態が、動きたい！　という思いを起こしてくれます。

1週間、やりたいことをピックアップしてもらうと、やろうと思っていることがすでに分かっているので、1日に一つずつ、何かに取り組めるようになりました。

その結果、1日一つのことを1週間継続してやり遂げられたのです。

やり遂げたという自信は、もっと大きなことをやりたい、もっと楽しいことをやりたい、という気力を呼び起こすようになり、その後は特別な指導を行わなくても、自分でどんどんチャレンジできるようになっていきました。

今でも、睡魔が襲ってくることはあるようですが、そのときは、睡魔にさからわずしっかり眠るようにしたところ、睡魔はなくなったそうです。

しくみと効果

体の中にある空気を全部出そうとすることで、呼吸力は高まります。

息を吐くとき、補助として下腹部を押しますが、この外からの力によって、体に対して「吐くために必要な筋肉をどのように使うか」を教えてあげることができます。そのため、特に呼吸力が弱まっている人に効果的です。

また、一点に向かって呼吸と目線を集中させることで、ほかの事に気をとられなくなるので、集中力もアップします。

ポイント

即効性があるので、一度行うだけでも、気持ちが安定するのを実感できるでしょう。ただ、効果を持続させるために、最初の1週間は1日1回行ってください。その後は、時間を短くしてもいいので、吐くことが意識できるようになるまでは、継続して実践することをおすすめします。

「サンドイッチ」症候群に効く呼吸トレーニング

中間管理職の立場にある人に多く見られるパターンです。

上司との人間関係、部下との人間関係に象徴されるように、同じ組織や仲間の中で、違った人間関係に挟まれ、両方からプレッシャーをかけられている状態です。

与えられたことを、与えられた時間内にやりきらなければならないなど、制限されることが多くなるため、できていない状況や、うまく物事が進まない状況をすべて自分の責任として捉えてしまうと、逃げ場がなくなり、息苦しさを感じます。

そのため、なんとか周りに嫌われないようにしようとして、どんどん自分らしさを閉じ込めてしまうようになり、呼吸が浅く、行動力のない状態に陥ってしまいます。

呼吸トレーニングで自分らしさを取り戻し、周りによって羽交《はがい》い絞《じ》めにされた状態から抜け出しましょう。

行動の傾向

1　細かいところばかり気になる

全体を把握する能力に欠け、自分が気になるポイントに対して力を注いでしまう傾向にあります。

そのため、今取り組まなければならないポイントからずれていたとしても、自分が気になることにばかり力を注いでしまい、本質が見えなくなってしまう傾向にあります。

2 あら探しをして、非難してしまう

人のあら探しばかりしてしまい、人の良い点より悪い点を探すことに目が向いてしまいます。また、自分の非を認めないため、特に自分ができないことに関して、周りを非難することで自分を守ろうとしてしまいます。

3 決断力に乏しい

結果よりも、今取り組んでいるプロセスの細部に目がいってしまうため、本来選択しなくてはならない重要なポイントが分からなくなってしまいます。

木を見て森を見ないタイプなので、結果のために必要な決断ができなくなる傾向があります。

4 融通が利かない

自分の基準に頑固で、環境に適応できません。

適応しようとするより、自分のやり方に合わせられないかを考えるため、柔軟性に欠けてしまいます。

5　独善的である
周りの人も自分と同じ価値観で物事に取り組んでいると考えてしまい、同じように考えて動いてくれないとストレスに感じてしまいます。

人をほめたり、打ち解けたりすることが苦手です。

呼吸の傾向

通常は、早く浅い呼吸ですが、相手がいると無意識のうちにその人の呼吸に合わせてしまいます。呼吸を合わせることで、相手に嫌われないようにしようとしてしまうからです。

そのため、一人のときには、深いため息が出やすくなります。しかし、ため息によって呼吸の深さが改善するわけではなく、一時的に溜め込んでいた空気を吐き出すにとどまっています。

また、状況によっては、プレッシャーのあまり呼吸を止めてしまうこともあります。責任感の強い人ほどこの傾向が強くなります。人と会うのが怖くなってしまうこともあるので、呼吸を止めていることに気づいた場合は少し多めに呼吸トレーニング6を行うようにしましょう。

呼吸トレーニング6

自分のペースを作る上で、基準となる「時間」を正確にカウントできるようになると、どんな場面でも落ち着けます。

呼吸トレーニング6では、時計を使って、正確な時間を体で覚えることが目的です。

［手順］

① 椅子と、秒数の分かる時計を用意してください。

② 椅子に座ります。

※このとき、背筋を伸ばして、深く腰掛けてください。

③ まずは、全部吐ききりましょう。

④ 3秒かけて吸います。

※時計を見ながら、秒針に合わせて「1、2、3」と心の中で数えましょう。

⑤ 7秒かけて吐ききります。

※時計を見ながら、秒針に合わせて「1、2……7」と心の中で数えましょう。

⑥ ④と⑤を3分間繰り返します。

［回数］

・1日1回行いましょう。

・時間は、昼過ぎなど、少しゆっくりできる時間がベストです。

具体例1

私のクライアントのOさんのケースです。

「自分で判断して行動する」ことができず悩んでいます。

本当に些細《ささい》なことでも、どう受け答えすればよいのかが分かりません。

たとえば、今日中にどうしても上司のサインをもらわなければならない資料がありました。しかし、仕事時間が終わっても上司が出先から戻ってきません。他の仕事は全部終わっていたので、サインをもらうためだけに残っているべきなのか、電話をして確認だけで済ませるべきなのか、判断できません。

その上、仕事をしないで残っていると「残業代ドロボー」と言われないか、気になってしまいます。

また、別のときには、仕事時間が終わったあとに、「手伝ってほしい」と頼まれました。その仕事は残業してでもやるべきなのか、翌日に回しても平気なのか、そんなことさえどのように聞けばよいのかが分かりません。

自分一人で判断するといつもおかしな結果になってしまうため、相談できる友人に意見を求めてから、尋ねたり、答えたりするようになってしまい、携帯がつながらなかったり、質問メールに返信がないと不安になってしまいます。

それほど重要な問題の答えを迫られているわけではないのに、些細なことでも自分で判断できなくなっているのが不安です。

対策と結果1

呼吸のリズムが乱れることに原因があります。

「相手に嫌われたくない」「なんとかうまくやりたい」など、直面している現実を無難に、問題なく過ごしたいという思いから、無意識のうちに、相手の呼吸が気になり、いつのまにか同調しています。

そのため、一緒にいる人やかかわる人にとっては「とても気持ちの良い人」「一緒にいて楽な人」「分かり合える人」というように、プラスの印象を与えていることが多いのです。

しかし、本人は、相手を気遣い、迷いながらコミュニケーションをとっています。それは、自分の呼吸を見失って、相手の呼吸をコピーしている状態で苦しくつらい状況です。

実は、このタイプの人は、コミュニケーションが苦手ではなく、とても素晴らしいコミュニケーションの達人になれる素質を持った人が多いのです。

本来持っているコミュニケーション能力を発揮するために必要なのは、「自分のリズムを知ること」です。

まずは、自分の呼吸リズムを一定に保てるようにすることが大切です。

呼吸トレーニングを、まずは1週間、毎日1セット行うと、リズムをキープするコツが分かるようになってきます。

リズムをキープするコツが分かれば、どんな状況や事態になっても、自分の呼吸リズムを一定に保てるため、どこにいっても、誰と会っても、焦ることがなくなります。

落ち着いて、自分のペースで相手とコミュニケーションがとれるという安心感が生まれた結果、これまで感じていた苦しみがなくなっていることに気づくでしょう。

その上、自分のリズムが分かると、自分とは違うリズムを持った相手の呼吸リズムにも気が回るようになります。

もともと、Oさんは、相手の観察を当たり前にやっていました。しかしその天性の感覚で、無意識のうちに相手の呼吸と同調していただけなので、無意識で感じていた感覚を、意識的に確かな感覚を持ってコントロールできれば、相手のリズムを知った上で、自分のリズムをコントロールして、相手のリズムに合わせることができるようになります。そうすると、とてもスムーズに会話が進みます。それは、相手にとってもとても心地よく、自分と同じリズムで会話ができるため、違和感を覚えないからです。

そのまましばらく会話した後、少し自分のリズムを変えてみると、自分のペースを摑みながら、相手に無理して合わせることなく、楽しい会話を進められるようになります。

具体例2

私のクライアントであるAさんのケースです。

昨年、キャリアアップを目指して、大企業に転職しました。

配属された先には、直属の上司が2人いました。部長と部長代理です。

ところが、2人の仲はとても悪く、それぞれ仕事の仕方がまったく違うため、指示の出し方も、指摘ポイントも、求める結果さえ違うことが多々あります。

2人の意見が食い違うことも多く、部長に従えば部長代理に怒られ、部長代理に従えば部長に怒られる状況です。怒られる内容も「俺の指示には従えないのか！」と、仕事内容よりも、自分が軽視されたことに対する怒りが多く、こんなことでよいのかと考えてしまいます。

負っている責任の大きさと、仕事のやり方から、部長代理よりも部長の意見に従うべきかと思っているのですが、仕事で絡むことが多いのは部長代理なので、不満を抱えながらも部長代理の指示に従って仕事を行わざるをえないのがストレスです。

キャリアアップを目指してきたので仕事に専念したいのですが、2人の顔色を窺《うかが》わなければならないため、効率が悪くなって、仕事に遅れが生じているのがストレスで、自分の仕事と上司への気遣いに疲れてしまいました。

対策と結果2

環境の変化に順応するだけでも大変な転職。にもかかわらず、今回のAさんのケースは、仕事環境だけでなく、自分を評価し、伸ばしてくれるはずの上司が対立関係にあるため、なかなか思うように仕事が進まないのは当然です。

まさに「息が詰まる」状況なので、吐くときに一緒に出されるはずのストレスや苦痛が溜め込まれてしまい、疲れてしまいます。

気づかない間に、自分の息を潜め、上司とのかかわりが少なくなるよう、目立たない存在になることに気を使ってしまいます。

もともと「キャリアアップ」が目的なので、伸び伸び仕事ができる環境になれば、仕事に楽しみを見出し伸びるタイプなだけに、非常にもったいないです。

そこで、呼吸トレーニング6を行ってもらいました。期間は1週間です。

最悪な環境においても、最大限力を発揮できるようになることが目的です。

今回の場合、呼吸トレーニング6を始めて3日目で変化が現れ始めました。3日目に、上司2人も参加する会議があったのですが、いつもと同じように2人の意見が対立し、なかなか会議が進みません。そんな状況になると周りはお手上げで、事が治まるまでじっと待つしかありませんでした。しかし、今回は、対立する2人が主張するそれぞれの意見をまとめ、両者が求めている結論が同じであることを説明した上で、2人がやりたいことを箇条書きにして、その内容を部下にそれぞれ割り振ることができたのです。

もちろん、上司2人とも、その流れに納得し、おとなしく話を聞くばかりだった部下たちも大満足です。

これまでと違った行動がとれたことに、本人が一番驚いていたのですが、呼吸の流れが滞らなければ、周りの呼吸を整えてあげることもできるのです。これは、最も呼吸トレーニングが生かされた結果です。

これで、呼吸トレーニングの効果を実感できたため、さらに集中して呼吸トレーニングを続ける意欲が湧いたそうです。

今では、自分の部下や同僚にこの呼吸トレーニングを行わせ、上司を変えようとするのではなく、受け取る側の意識改革を行うよう指導しているそうです。

しくみと効果

自分のブレない基準を身につけられます。

呼吸を乱されることなく、一定のリズムを刻むことができるようになります。時計を見て頭の中で数字をカウントしながら、正確な時間リズムで呼吸を繰り返すことで、時計がなくても正確にカウントできるようになります。正確なリズムを刻めるようになると、落ち着きを取り戻すきっかけを手にすることができます。

ポイント

時計を見て行いましょう。

自分の感覚で「3秒」および「7秒」をカウントすると、その時々の心理状況によって、長さが違ってきます。しっかり時計のリズムを身につけて、ブレがなくなるようにしていきましょう。1週間ほどで、効果を実感できるようになるでしょう。即効性を求めるのであれば、トレーニングの頻度を増やしてください。正しいリズムを身につけることが大切です。

「ヤマアラシ」症候群に効く呼吸トレーニング

感受性の強い人が多いパターンです。

人を思い、人を大切にするあまり、自分がかかわった人からのリアクションが怖くて仕方ありません。そのため、初めからかかわりを持たないようにしようと、気づかないうちに相手を拒絶してしまっている状態です。

自分の意識とは関係なく、常に相手を拒絶する呼吸になってしまっているので、本来持っている優しさがまったく発揮されていません。

呼吸トレーニング7によって、人からのリアクションを上手に受け止められるようになると、本来のホスピタリティ溢《あふ》れる優しさが周りの人から求められ、必要な人材になっていくでしょう。

行動の傾向

1 自己主張が激しく一方的である

常に人から意見されない状態でいたいという思いが強いため、自分の主張が激しくなってしまいます。

また、相手との心理的距離を測ることができないので、一方通行になってしまう傾向があります。

2 周りを攻撃することで自分を守ろうとする

他人から傷つけられることを恐れて、誰に対してもライバル心むき出しで接してしまいます。

そうすることで、相手が近づけない状況を作り出して、自分を守ろうとします。

3 孤独である

本当は甘えたい気持ちも強いのですが、傷つくのが怖いので、近づくことができません。

自分が相手を攻撃していることが原因ですが、それに気づかず孤独感を抱えています。

4 嫉妬心が強い

人と比べてどうなのかをすごく気にしてしまいます。

誰に対してもライバル心をむき出しにするのは、人が持っているもの、人がいる環境など、すべてを比較して、うらやましく思ってしまうからです。

5 知らない間に相手を傷つける

自分が攻撃性を持って相手に近づいていることを認識できていません。

そのため、好意を持って接しているのに相手が傷ついてしまうことが不思議で、自分でも理由が分からず、困っている状態です。

呼吸の傾向

人を寄せ付けないために、鼻息荒く、短く早い呼吸です。

体中に力が入っているため、深くゆっくり呼吸できない状態になっています。

周りとのかかわりを避けているので、周りの影響を受けることはありませんが、良い変化も受け入れられない状態です。

呼吸トレーニング7

鼻呼吸は、脳にダイレクトに影響を及ぼすとても効果的な呼吸です。

左右別々に刺激することで、右脳と左脳をそれぞれ刺激できます。

外からの刺激を完全にシャットアウトしている状態なので、脳のリラックスによって、心のゆとりを作り出すことができます。

［手順］

① 椅子に深く座ってリラックスします。
② 左の鼻を押さえ、右の鼻だけで呼吸をします。
③ 短く2回息を吐きます。（1回1秒）
④ 短く2回息を吸います。（1回1秒）
⑤ ③と④を右の鼻だけで30秒繰り返します。
⑥ ③と④を左の鼻だけで30秒繰り返します。
⑦ ③と④を両方の鼻で30秒繰り返します。

※⑤⑥⑦で1セットとします。

［回数］

- 1日1セットやりましょう。
- 時間は、会社の休憩時間など、仕事の合間がベストです。

具体例1

Oさんには10歳も年上の部下がいます。

これまでやってきたプライドが強く、年齢も経験も知識も上だから、意見を聞くことはできない、と上司であるOさんの指示に素直に従ってくれません。

何かひとつ指示を出すと、必ずひとつは文句が返ってきます。

少し落ち着いて話をすると、「頭では聞き入れないといけないと分かっていても、心がそれを拒絶するんだよね」と素直に話してくれる一面もあるので、一概に「使えない人材」として切り捨てることもできません。

ときとして、「年上を気遣え」「お前よりもたくさん経験してるんだよ」と、ライバル心むき出しで反論されると、どのように答えればよいのか、こちらが考えてしまいます。

上司として、部を機能させることだけを考えて指示を出しているのに、分かってもらえません。相手がこうくるなら仕方ないのではないかと諦めてみるのですが、部内の様子を客観的に見ている他の部下からの信頼も落としてしまっているような気がして、疲れます。

部内には、年上部下を慕っている人たちもいて、その人たちからの反感も日増しに強くなっているように感じています。

対策と結果1

話を聞いていると、すべての非が年上部下の人にあるように聞こえてきました。

しかし、年上部下が多くの人から慕われていることに対する嫉妬や、上司である自分が尊重されないことに対するライバル心、みんなから距離を置かれている孤独感が感じられました。

上司として部をまとめなければならないという気負いから生まれたものではないかと思い、コミュニケーションのとり方を尋ねてみたところ、業務連絡と報告以外は無駄なコミュニケーションだと考えていることが発覚しました。

仕事以外の面も含めて、本当は自分のことを分かってほしい、愛されたい、慕われたい、必要とされたい、という思いが非常に強い人です。

しかし、愛されず、慕われず、頼られない存在であるのは、自分がとげを持って人に近寄っているからだと気づいていないのです。

そこで、呼吸トレーニングを実行してもらいました。

会社に着いてから、コミュニケーションをとる前に、一人で呼吸トレーニングに取り組んでもらいました。

それまで、やるべきことを一方的に伝えるコミュニケーションの時間しか作る余裕がなかったのですが、ほんの少しだけ一人一人に声をかけるゆとりが生まれました。その結果、数名の部下から、仕事を教えてほしい、相談にのってほしいなど、これまでにない相談や要望が上がってきたといいます。

周りの反応が変わると、もともと人に気に入られたい気持ちが強かったので、どんどん優しくなっていきました。

年上部下に対していろいろ抱いていた気持ちは、年上部下が仕事での立場関係以外は、すべて持っていることに対する焦りと嫉妬が原因だったようです。

ほかの部下とのコミュニケーションが変わり始めてからしばらくして、年上部下から話があると言われました。「部下と積極的にコミュニケーションを図って、自分の姿勢を変えようとしたことをすばらしく思う。何がきっかけで変わったのかをぜひ教えてほしい」と、自分の変化を認めてほめる言葉をかけられた上に、頼られたことで、一気に距離が縮まったそうです。今では、一番信頼し、頼りにしている部下として、年上部下と部を回しているそうです。

しくみと効果

五感のうち、嗅覚が脳にダイレクトに影響を及ぼす事実から分かるように、鼻から入った空気は、鼻の粘膜を刺激して、脳に直接影響を及ぼします。アロマを焚《た》くなどして、好きな香りを吸い込むことで、より効果を高められます。

脳がリラックスすることで、周りの人を受け止められるようになります。

ポイント

1週間ほどで、効果を実感できるようになるでしょう。

即効性を求めるのであれば、トレーニングの頻度を増やしてください。

時間がなければ、右鼻だけ、左鼻だけなど、一部を行うだけでも効果的です。

「傷つきたくない」症候群に効く呼吸トレーニング

とても繊細で、失敗を恐れる傾向にある完璧主義な人に多く見られるパターンです。自分は特別な存在だと思う傾向が強く、人を尊重するのが苦手で、自分を良く見せることが優先されてしまいます。しかし、本当は、自分の頑張りを認めてもらいたい、自分の存在を大切に思ってほしいという、自己顕示欲が強いだけなのです。

自分を良く思ってくれる一部の人とのコミュニケーション能力は卓越している場合が多く、相手を信頼すると、一気に心を許すことができます。

呼吸トレーニングによって、人からのリアクションに対する免疫力アップが図れると、一気にコミュニケーション能力がアップし、人から必要とされる人材になるでしょう。

行動の傾向

1　特別意識が強い

自分は特別な存在だと思っているため、他の人と対等に接することができません。また、自分を高く評価してもらいたいという思いが強いので、予測できない行動をわざととってみたり、他人を惑わす行動をとってみたりして、周りの気を引こうとします。

2　喪失感を感じる

自分の思っていること、考えていることを主張したとき、周りがそれを受け入れてくれていないと感じると、それ以降、思ったことを表現できなくなってしまいます。

他人が正しい場合、それを素直に認められないことがあります。

高圧的な態度をとられると、感情のコントロールができなくなり、ネガティブになってしまいます。

3　好き嫌いがはっきりしている

嫌いな人と話をするのが苦手です。
嫌なことにかかわる時間は無駄な時間であると考えるため、そこに時間を割きません。

4　幻想の世界に生きる
自分の個性を強調しすぎると周りが引いてしまうことがあるため、周りの人に同意を求めるのではなく、自分の世界を貫いて、自分の世界に生きる傾向にあります。

5　気分屋である
今感じる自分の感情がすべてであり、もっとも大切なことだと考えています。
個性を強調しすぎるため、周りからの理解を得にくく、気取っていると思われる場合もあります。

呼吸の傾向
呼吸を止めている時間が非常に長いです。
周りの空気に敏感なため、影響を受けやすく、自分のリズムを崩しやすいので、自己防衛のために呼吸を止めているのが原因です。

しかし、自己主張が明確な場合は、いつもより早いリズムの呼吸を行い、周りに止める暇を与えず自分を貫こうとします。

呼吸トレーニング8

体内の内圧を一定にすることが目的です。

部分的に力が入り、しっかり呼吸ができなくなっている状態です。呼吸に合わせて上体を動かすため、全身で呼吸リズムを作ります。

息を吸ったあと、3秒間止めることで、体内の酸素充満が均一になり、体の緊張を一定にして、力が抜けやすい状況をつくりだします。その結果、リラックスしながら深い呼吸ができるようになっていきます。

［手順］

① 肩幅に足を広げて、直立します。

②まずは息を吐ききります。
③一気に吸い込みます。
④息を少し吐きますが、外に出さず、口の中にとどめます。
⑤そのまま3秒我慢します。
⑥上体を倒しながら、ゆっくり全部吐ききります。
⑦一気に吸いながら、上体を起こします。
⑧④から⑦を3分間繰り返しましょう。

［回数］
・1日1回行いましょう。
・時間は、帰宅後、落ち着いてからがベストです。

具体例1

私のクライアントであるFさんのケースです。

怖くて自分の意見が話せません。

人と違う意見を言ってしまったらどうしよう、間違った答えを言ってしまったらどうしようと思うと、何を言っていいのか分からなくなって、頭が真っ白になります。

人に嫌われるのがとにかく怖くて、一人ぼっちになってしまうのではないかという思いが巡ってしまうからです。

たまに意見を言って、それを否定されると、「なんで意見を言っちゃったんだろう」と後悔するばかりで、最終的には「もう言わない」と改めて強く自分に言い聞かせます。

そんな状態なので、何でも話せる友人や相談できる人が近くにいません。

どこまで話をして、どこまで頼っていいのか、その距離感が分からないので、頼りすぎて去られてしまうぐらいなら、楽しい会話ができる程度の友達関係でいいかと思ってしまうのです。

でも、仕事や人生のことなど、本当はもっと深く話ができる相手が欲しくて、寂しくて仕方ありません。

彼氏にさえ同じように接してしまうので「何を考えているのか分からない」と言われ

る始末です。

対策と結果1

相談している最中も、ずっと私の反応を気にして、どこまで話をしようかと探っているようでした。話してくれたことすべてを肯定してあげると、安心したのか、少しずつ自分のことを話してくれるのですが、ほんの少しでも目線をはずしたり、言葉がきつくなってしまったりすると、途端に話をやめてしまいます。

そのままほうっておくと、表情もなくなっていき、ずっと沈黙のままでも苦痛ではないようで、自分から会話を切り出そうとしてくれなくなってしまいました。

その上、腕を組み、体を小さくして、どんどん力が入っていっているのが見ていても分かります。

このタイプの人は、本当は心が優しく、敏感でありすぎるがゆえに、相手の反応や言葉に過剰に反応してしまって、自分を表現できなくなってしまっているのです。

会話が成立しなくなってしまったので、呼吸トレーニング8をやってみることにしました。やり方を説明している最中も、納得したことにはうなずいてくれますが、声を発することはありませんし、感情を表すこともありません。

とりあえず、1週間トレーニングを継続することを伝えて、1週間後に再度会うことにしました。

さすがに1週間たつと、少し話をしてくれるようになっていました。さらに、座る距離が少し近くなり、自分から言葉を発する回数が増えていました。

会社での変化を尋ねると、周りから優しく声をかけられることが増えたと言います。またそのほとんどが、笑顔が増えたことをほめてくれるひと言で、周りの人が自分を気にかけてくれている事実が、とても心地よく、「いらない人間なんかじゃないんだ」と、自分が存在してもいいことを認識でき、自信につながったようでした。

呼吸法によって表情が豊かになったことが、心をオープンにするきっかけになりました。

この後、呼吸法を続けていくことで、何を言われても自分の呼吸リズムを乱すことなく、一定に保てることで、人と話をするのが少しずつ怖くなくなってきたといいます。

上体を動かしながらの呼吸は、体全体に柔軟性をもたらすため、対人関係において、相手に柔らかさを印象づけ、攻撃性を奪う効果もあるのです。

しくみと効果

吐き出した空気を一旦口に溜めることで、体の内圧を高めて、腰から顔までの上半身を一体化させ、前後・左右・上下方向に対する身体の軸が形成されます。その結果、重心の位置が安定するので、脱力した状態で、最大限の力を発揮できる体勢が作られます。

ポイント

1週間ほどで、効果を実感できるようになるでしょう。

「ふれあい拒否」症候群に効く呼吸トレーニング

人との付き合い方がとても偏っている人のパターンです。

とても人が好きで、一人でいると孤独を感じるのですが、他人から積極的に構われるのは非常に苦手です。

自分のペースで決めたとおりに取り組みたいので、やるべきことが急に変更になったり、手順が変わったりすると落ち着かなくなります。

慎重派で完璧主義、仕事は丁寧ですが、自分の手際の悪さや、理解の遅さを認識しているので、一人でいることを好みます。しかし、その一方で寂しがり屋でもあるので、人とのかかわり方は、自分の都合が最優先になってしまいます。

呼吸トレーニング9を行うことで、人との付き合い方や距離感が変わってくるので、個性を伸ばせるようになります。

行動の傾向

1　決まった仕事はしっかりできる

マニュアルどおりや、通常の仕事においては、平均以上の能力が発揮できることが多いです。しかし、自分のペースでしか対応できず、人が介在するなどペースが乱れると途端にできなくなってしまいます。

2　急なことに対応できない

人との距離感が分からないため、人付き合いが希薄で、どのように話しかければよいのか、どういう風に接すればよいのかまよってしまいます。何かトラブルが起こったときに、近くの人に助けを求められず、臨機応変な対応ができないことがあります。その結果、大きなトラブルを巻き起こす原因になる場合もあります。

3　子供のころ一人で遊ぶことが多かった

核家族で育ち、ゲームで遊んだ人に多いです。

人とのコミュニケーションのとり方がよく分からず、嫌われるのが怖くて近寄れません。しかし、その一方で、親しくなりたいという思いもあるので、近寄る方法が分からないだけです。

4　人に干渉されるのが嫌い

人との距離感や、人が近寄ってきたときにどのように反応すればよいかが分からないので、干渉しないでほしいと思ってしまいます。

そのため、自分のことに集中したり、話しかけにくい雰囲気を醸し出したりします。

5　携帯電話がないと不安になる

1対1の関係において、自分がさらされることが恐怖ですが、人とのつながりは持っていたいと思っています。しかし、一定の距離感を保つことができないので、相手の様子を考えず一方的に連絡しても嫌われないもの、ということで、携帯電話によるメールが主なコミュニケーションツールとなっています。

唯一安心して人とつながりを持てる道具が携帯電話なので、携帯を忘れたり、なくしたりすると途端にパニックになってしまいます。

呼吸の傾向

平常時は、うつむき加減で、静かな呼吸です。いつもと同じように日常が流れている状態は、とても安心できて居心地がいいので、穏やかに過ごせます。

ただ、自分の世界を大切にしたいとの思いが強いので、ややうつむいた状態でいることが多いです。
しかし、予期しないことに遭遇すると、突然荒く早い呼吸になります。自分のペースが分からなくなり、どのように対処すればよいのか、パニックに近い状態に陥るからです。

呼吸トレーニング9

腕を大きく動かしながら行うことが目的の呼吸トレーニングです。胸が広がりやすいので、呼吸を深く行えるようになります。

[手順]

① 肩幅に足を広げて直立します。
② おへその前に手を垂らし、両手の親指と人差し指で円を作ります。
③ まず息を吐ききります。
④ 一気に吸い込みます。

⑤　息を7秒かけて吐きながら、腕を上に上げていきます。
⑥　吐ききったとき、ちょうど万歳した状態になるように腕を上げていきましょう。
万歳の状態のまま、両手の親指と人差し指で円を作り、その円の中心を見つめながら3秒で息を吸います。
⑦　7秒かけて息を吐きながら、腕をおへその前に下ろしていきます。
⑧　吐ききったら、おへその前の円を見つめながら3秒で息を吸います。
⑨　⑤から⑧を3分間繰り返しましょう。

［回数］
・1日1回行いましょう。
・時間は、朝、仕事に出かける直前がベストです。

具体例1

私のクライアントであるSさんのケースです。

システム開発の仕事をしています。

仕事は大好きでとても楽しいのですが、最近会社に行くのがつらくなってきました。それは、これまで自由に昼の休憩時間を使っていたのですが、新しくなった上司がコミュニケーションをとろうと、いつもランチに誘ってくるからです。

特別話したいこともなく、自分のペースで昼休みの時間を過ごしたいと思うのですが、ずっと断り続けると、それも嫌われる原因になるのではないかと気になっています。

いつもパソコンを通して人と接しているため、面と向かって話をしなければならない状況は耐えられません。話をしながらの食事では、食べた気もしません。

最近では、上司の目に留まらないように、なるべく息を潜めて目立たないように午前中を過ごすようにしています。

周りの同僚は、これまでの上司と違ってとても気さくな人だから、是非一度行ってみればいいのに、と勧めてきますが、Sさんとしては、自由に使える時間を奪わないでほしいという気持ちでいっぱいです。

どうすれば、上司の機嫌を損ねないでランチを回避できるのか、今はそればかりが気になって、仕事の効率が落ちていることもストレスになっています。

対策と結果1

話をしている最中から、目は泳ぎ、話し相手に言葉を伝えるというよりは、独り言のように地面に向かって話しかけていました。

人の目を気にしすぎるため、人からどう思われるか、嫌われるのではないかが心配になって、人と接することが怖くなり、距離のとり方が分からなくなっていました。

しかし、完全に孤立することを望んでいるのではなく、気を許している友人との会話では、それほど敏感にならず、一緒の時間を過ごせるようです。

相手が、今の自分を見て評価しようとしていると感じると、途端に距離を置き始めるのですが、本当は、どんな人とも、争ったり、何か勘ぐったりすることなく、自分をさらけ出したいと思っているようでした。

体を小さく固めているのも特徴的です。

呼吸トレーニング9を説明する間も、最初は息を吐ききることをためらったり、万歳を遠慮がちにやってみたり、オドオドしていました。

呼吸トレーニング9は、目線も大事なポイントになります。しっかり円の中を見つめることで、相手とじっくり向き合える落ち着きが身につきます。

呼吸トレーニングの説明を行うのに少し時間がかかってしまい、通常より多く回数をこなしてもらったのですが、その結果、説明の段階から変化が表れました。

「質問してもいいんだ」と思った瞬間から、質問攻めが続いたのです。

元来、このタイプの人は、人に干渉されるのが嫌いなのですが、それは、かかわる経験が少なかっただけで、決して本心から嫌いなわけではありません。

トレーニング時に、Sさんは人との距離感を見直す経験ができたようでした。

呼吸トレーニング9を10日続けた後、ランチに誘ってくる上司と食事に行き、緊張はしたけれど、会話を楽しむことができたと喜んでいました。

また、このランチをきっかけに、会社の中でのコミュニケーションが増え、周りからイメージが変わったとの言葉をもらい、自分からコミュニケーションをとるきっかけをつかめたのです。

ただ、不安なことが起こると、また昔に戻ってしまいそうな気がしてしまいますが、呼吸トレーニング9を行うと、気持ちが落ち着いて自信をもって仕事に向かえるようになりました。

具体例2

私のクライアントであるMさんのケースです。

新規開拓中心の営業をやっている会社員です。今の会社に入社して2年になります。

新規開拓を担当しているのは、Mさんと部下1人の2人だけです。

仕事は、Mさんが仕切っています。部下には指示を出し、書類で報告を受けるだけなので、社内では周りの人とコミュニケーションをとらなくてもよい環境ができていました。

新規開拓に全くかかわっていない上司が1人いるのですが、数字だけを見て、売上が落ちるとひどく怒ってくるので、そのことだけが嫌で仕方ありません。

売上が伸びたときは何も言わず、落ちたときだけガミガミ言って、すべての責任をM

さんになすりつけます。それどころか、更に上の上司に責任者が悪いと報告し、自分の保身ばかり気にしています。お客様からのクレームからも逃げてばかりなので、Mさんが対処しなくてはなりません。

もともと、人と接するのが嫌いなので、自分のペースで仕事ができる環境はやりやすかったのですが、手柄は持っていかれ、悪い結果はなすりつけられるような上司と一緒に仕事をしていると、さらに人間不信が強くなりそうで不安です。

対策と結果2

仕事内容について話をしているときの、自信ある落ち着いた振る舞いから、仕事に誇りをもって臨んでいる様子が窺えました。しかし、上司の話になったとたん、目線を落とし、淡々と小さな声でつぶやくように話し始めたことが特徴的でした。

通常、怒りを感じると、声が大きくなったり、息が荒くなったりするのですが、怒りの対象である上司の存在自体を受け入れたくない姿勢が、小さくつぶやくような呼吸に現れていたのです。

そこで、話の途中で、呼吸トレーニング9を取り入れてみることにしました。

その後で、もう一度上司の話に戻ると、少し目を見て話すことができるようになったのですが、どうやら、Mさんは、自分から距離を置きたいと思う相手に対してのみ「ふれあい拒否」症候群が現れる人のようです。

新規開拓という仕事をしている以上、新しい人との接点が多いので、すべての人に対して「ふれあい拒否」症候群が出る人であれば、仕事自体が苦痛になることからも推測できます。

なぜ、上司に対しては「ふれあい拒否」症候群が現れるのか、もう少し話を聞いていく中で分かったことは、本当は一番理解して、分かってほしい相手なのに、それがなされないことが苦痛で、その事実を受け入れないために、干渉しない関係だと設定してしまっていたのです。

呼吸トレーニング9を2週間続けてもらうことにしました。本来は毎日行うのがベストですが、「毎日」は苦痛とのことから、2日に1回のペースで行うように決めておきました。

その結果、上司とゆっくりコミュニケーションをとることを決意し、話し合ったところ、上司のストレスは「もっと相談したり頼ったりしてほしいと思っていた」ことにあったのが分かったそうです。

また、その話をした後、自分自身が部下に対してとっていたコミュニケーションも、上司と同じだったのではないかと思い直し、部下と話をする時間も作るようにしたそうです。部下は、抱えていた不安や不満を話してくれたあと、このように話をしてコミュニケーションをとってほしいと訴えてくれました。

相手を信じて話をすることにまだ抵抗はあるようですが、話をして解消することがあるという現実を体験して、社内全員で呼吸トレーニングを行うように働きかけ、社内環境がずいぶん改善していったそうです。

しくみと効果

腕を大きく動かすことで、胸の筋肉が柔らかくなります。

その結果、肋骨が動きやすくなり、胸腔が広がりやすくなるので、呼吸が深くできるようになります。

肩甲骨まわりがよく動くため、自律神経が刺激され、睡眠が深くなったり、気持ちが落ち着いたりします。

また、天を見上げる格好になるので、前向きになれます。

ポイント

1週間ほどで、効果を実感できるようになるでしょう。

即効性を求めるのであれば、トレーニングの頻度を増やしてください。

正しいリズムを身につけることが大切です。

第四章

E呼吸〜上級編〜

E呼吸でコミュニケーション

「この人とは息が合う！」と思うのは、どんなときでしょうか。趣味が同じ、笑いのツボが同じ、センスが似ている、などの共通点がある場合。また、一緒にいて違和感がなく、自然体でいられるなど、コミュニケーションがスムーズに行える場合。そのような相手に対して抱くことが多くなります。

「息が合う」というのは、物事を行う様子や気分がぴったり合う状態（「大辞泉」）を表していますが、これは、自分と自分以外の誰かとの相性を表しています。

このほかにも、

・息が詰まる……緊張しすぎて息苦しくなる。
・息を吐《つ》く……苦しみや緊張から解放される。
・息をのむ……恐れや驚きなどで一瞬息を止める。

など、「息」という言葉を使った慣用句がたくさんありますが、人の心理状態を表す表現方法には「息」つまり「呼吸」がよく使われます。これは、呼吸が荒いのは焦っているとき、一瞬呼吸が止まっているのは驚いているときなど、呼吸そのものが人の心理状態をそのまま反映しているからなのです。

ですから、相手の呼吸の状態を知ったり、自分の呼吸をコントロールしたりできれば、心理状態を上手に使って、コミュニケーションをスムーズに図れるようになっていきます。

人がストレスを感じる原因のほとんどが、人間関係にあるといわれています。ですから、呼吸をコントロールしてコミュニケーションがスムーズに行えるようになれば、ストレスを上手にコントロールして、快適に過ごせるようになるでしょう。

第四章では、前章までに紹介してきた「E呼吸」をマスターして、コミュニケーションの達人になる方法を紹介していきます。

コミュニケーションの達人になる

2つのコミュニケーションとは

そもそもコミュニケーションを図る理由はなんでしょう。

それは、物事を思うとおりに進めたかったり、自分が考えていることを相手に理解してもらいたかったり、相手が考えていることを知りたかったり、「自分」と「相手」の間に共通認識を作って、理解を深めてよりよい関係をつくるためです。

人間関係において、相手の考えていることが分からない状況はとても不安になります。相手のことを推測しようとすると独り善がりになったり、悪いように捉えたりして、どんどん一方通行のコミュニケーションになってしまい、悪循環になっていった経験はないでしょうか。

この場合、コミュニケーションを図りたい「相手」は、自分以外の人になります。これを「他」と呼ぶようにし、「他」とのコミュニケーションを「外部コミュニケーション」と定義します。

また、もう1つ、コミュニケーションを図ることでストレスをコントロールできる対象があります。それは、「自分自身」です。

自分の気持ちは、対象によって引き起こされるものだけではありません。実は、物事の受け取め方しだいで、とても快適に過ごせるようになります。

この場合、コミュニケーションを図りたい「相手」は自分自身そのものなので、これを「自」と呼ぶようにし、「自」とのコミュニケーションを「内部コミュニケーション」と定義します。

このように、「他」と「自」の2つがコミュニケーションをとりたい「相手」になります。この2つと上手にコミュニケーションを図れるようになって、ストレスをコントロールできる達人になっていきましょう。

2つのコミュニケーションの達人になるための方法をそれぞれ紹介していきます。

外部コミュニケーションとは

自分以外とのコミュニケーションは、すべて対象が「他」となる「外部コミュニケーション」です。

多くの場合、対象が自分以外だと、相性が良いか悪いか、気が合うか合わないか、コミュニケーションがうまくいくかいかないかは相手しだいで、自分一人ではコントロールできないものだと思い、諦めてしまいがちです。しかし、前章までに紹介した呼吸法で、自分の呼吸をコントロールするだけで、様々な状況の受け取り方をコントロールできるようになります。そうすると、ストレスのコントロールが簡単にできるようになっていきます。

これは、相手に合わせて自分を変えるような難しいことではありません。ただ、あなたが自分のことを人に分かってほしいと思うように、相手にも同じ感情があることを知っているだけでいいのです。

その主張を、言葉ではなく習慣で表しているのが「呼吸」です。自分の心理状況は、知らず知らずの間に、呼吸のスピードや仕方で表現されています。

ですから、相手の人の呼吸に注目するだけで、コミュニケーションの第一歩が図れるようになっていきます。特に初めて会う方の場合、相手の性格や物事の捉え方の癖を1回で見抜くことは相当難しいでしょう。しかし、呼吸が荒いのか、呼吸が浅いのかなど、目で観察できる呼吸は、隠しようのない事実そのものを表してくれています。

この場合、まず自分の呼吸を相手の呼吸ペースに合わせてあげましょう。「息が合う」という言葉からも分かるように、単純に「呼吸のペースが合う」状態だけでも「気が合う」と思わせることができます。

このように、呼吸を合わせられるようになってくると、自分以外の全ての人とのコミュニケーションがスムーズになり、ストレスがコントロールできるようになるのです。

内部コミュニケーションとは

「自分自身とコミュ ニケーションをとる」ということを意識した経験はあるでしょうか。

内部コミュニケーションとは、対象が「自」のコミュニケーションです。

自分自身とコミュニケーションをとって、コントロールできるようになると聞くと、とても窮屈な感じがしてしまうかもしれません。ところが、内部コミュニケーションがうまくできるようになると、自分自身をよりオープンにして、自然体でいられるようになるので、とても楽になります。

また、自分のことは自分が一番分かっているように思うのですが、あえて対象である「自」を認識してコミュニケーションをしっかりとるだけで、新たな発見がたくさん生まれたりします。

たとえば、なんとなく気づかないフリをしていた嫌なことや、気になることなど、自分にとって不都合に感じることがたくさん放置されていないでしょうか。放置したまま、気にならないふりをしていても、いつまでも問題として心にわだかまりを残してしまって、なんとなく気になる存在としてひっかかってしまいます。そうすると、自分自身の良い部分も一緒に隠れてしまう場合があるので、とてももったいないのです。

内部コミュニケーションは、自分自身が感じている感情を客観的に見つめることが第一歩になります。人や物と触れるたび、何か感情が湧き起こってくるのは、人としてとても正常で健全な反応です。感情が湧き起こってくるのは仕方ありませんが、その感情をどのように受け取るかが大きな分かれ道になっていきます。

まずは、自分がしている呼吸のスピードや深さを感じることで、今、自分が無意識の間に受けた感情がどういうものだったのかを感じられるようになっていけます。

自分自身が感じている感情を上手に受け止めることで、自分自身をコントロールできるようになると、自分自身の感情が整理された状態になります。実は、感情が整理されていない状態が、ストレスの原因になってしまうので、「自」との「内部コミュニケーション」はとても大切なのです。

自分自身とコミュニケーションをとってコントロールすると聞くと、「セルフコントロール」を思い浮かべるかもしれません。

セルフコントロールとの大きな違いは、湧き起こった感情を抑えつけたり、○や×で受け止めたりしないで、すべての感情をＯＫだと受け止めることです。湧き起こった感情に間違いはありません。たとえそれが嫉妬や憎しみなど、マイナスだと思われる感情だとしても、それを抑えつけたり、隠したりする必要がないというのが「内部コミュニケーション」です。ありのまま、感じたままが今の自分そのものであることを素直に受け入れられるようになると、心にわだかまりを残すことなく、自分自身の全部を受け止めてあげられるようになるでしょう。

ストレスとは……原因・問題点の認識

ストレスが生まれる原因と理由

「ストレス」という言葉は、1936年にカナダの生理学者ハンス・セリエ博士が、環境因子によって身体に何らかの影響が及ぼされることを指摘し、それをストレスと発表（ストレス学説）したのがきっかけで世界中に広がりました。

では、ストレスを感じるのはどんなときでしょうか？

やりたくない仕事をやらされる、自分の思ったようにことが進まない、嫌いな人がいるなど、原因はまさに十人十色ですが、共通していることが1つあります。それは、ほとんどの場合、呼吸が驚くほど浅く、早くなっていることです。

逆に、好きなことをしているとき、思うようにことが運んだ時など、自分の思いと行動が一致したときの呼吸は、ゆったりと深くできている場合が多くなります。

つまり、ストレスは、自分自身の感じている感情と、自分の思い描いている思考が一致しないときに生じることが多くなるようです。

しかし、だからといって、好きなことばかりで埋め尽くし、嫌いなことを一切なくしてみると、好きだったことが嫌いになってしまうことがあります。

例えば、「ずっと寝ていて、何もしないことが一番の幸せです」という人に、一日中寝ていていいこと、トイレは自分で行って、それ以外のことは口頭で伝えると必ず誰かが答えてくれるという実験を行いました。すべて望みどおりで、何もストレスにならないはずですが、数日たったころには、何もしなくていいことがストレスとなってしまい、何かをしたい、動きたい、寝ていたくないとさえ言うようになったそうです。

この例から分かるように、嫌いなストレスも、ゼロを求めると新しいストレスが生まれてきます。つまり、ストレスから逃げようとすると、ずっとストレスに追いかけられる羽目になってしまって、本当に好きだったことさえ嫌いになってしまう危険性が生まれてしまいます。

ですから、ストレスから逃げる方法を探すよりも、ストレスの受け止め方が大切になります。これは、「内部コミュニケーション」と「外部コミュニケーション」を上手にすることで回避できるようになります。うまくいかないことを我慢して受け止める必要は全くありません。ありのまま受け止めることを大切にしているので、無理をする必要がなくなって、ストレスを上手に受け止められるようになるのです。

ストレス・コントロールの達人になる……呼吸コミュニケーションの活用法

ストレスとは、湧き起こった感情と、自分が考える理想とのギャップであり、「自」と「他」の両方に対して起こるものである、ということはこれまでに紹介してきました。

では、「ストレス・コントロールの達人」とは、どういう人でしょう。

それは、呼吸法によって、呼吸コミュニケーション（自との「内部コミュニケーション」と、他との「外部コミュニケーション」）がスムーズに行える人です。

呼吸コミュニケーションは、ＥＱ（心の知能指数）ともとても深い関係にあります。ＥＱ能力を高めるには、「感情の識別」「感情の利用」「感情の理解」「感情の調整」という４つのステップがあります。

これらは、

・感情の識別……まず相手の感情を理解し、それに対して、自分に生まれた感情を正確に理解する能力。

・感情の利用……理解した感情に対して、自らの思考や行動を助けるための感情を生み出す能力。

・感情の理解……感情が生み出された原因や特性を理解して、次に生まれる感情を予測する能力。

・感情の調整……自分と相手が求める結果が得られるように、感情を思慮深く調整して行動へと繋げる能力。

の4つの能力になります。また、これらを引き出す呼吸法は、

・識別の呼吸……自分の呼吸のペース、深さを客観視してから、相手の呼吸を観察し、ペースを合わせます。特に、息を吸うタイミングを合わせましょう。

・利用の呼吸……ペース、深さを合わせたまま、しばらくキープします。その間、会話は相手のペースで進めましょう。話しかけるタイミングは、相手が息を吸う瞬間がベストです。できるだけ、うなずくタイミングもそこに合わせましょう。

・理解の呼吸……徐々に話を聞いていた状態から、会話になるように、うなずくだけの状態から、話しかけを増やしていきましょう。このとき、声のトーンや大きさも相手に合わせるようにしましょう。この段階で、相手が会話の主導権を委ね始めます。

・調整の呼吸……呼吸のペース、深さをコントロールしたまま、声のトーンや大きさもコントロールして、自分が理想とする呼吸リズムに相手を誘導し

ましょう。


になります。

ストレスを感じたと思うたびに、是非一度この方法を試してみてください。

E呼吸マスターになる

ストレスを避けることから受け止めることへ発想を変えてみると、自分にとって不都合だと思っていたストレスが、実は必要なものだったと思えてきます。

ストレスをなくすことやストレスから逃げることに一生懸命になり、嫌なことに目を向けない行動をとっていると、呼吸がストップしたり、不規則なリズムになったりして、精神的なストレスだけではなくて、肉体的にもストレスを発生させ始めてしまいます。

そこで、前述したように、ストレスをコントロールすることを考えてみてください。

コントロールするというのは、無理やり我慢して受け止めるのではなく、ありのままを受け止めることです。違和感を覚えるのは、いつもと同じ呼吸のままではリズムが合わないからです。そういうときは、まずは徐々にリズムを合わせてあげることから始めてみましょう。

つまり、呼吸コミュニケーションを上手に活用できるのは、呼吸法をマスターできている状態です。呼吸コミュニケーションを活用して、ストレス自体を感じ取ることができるようになっていきましょう。

目指すは「E呼吸マスター」＝「呼吸コミュニケーション」＝「ストレス・コントロールの達人」となるでしょう。

第五章　印象的な自己アピール方法

～シンプルに個性を発揮する～

E呼吸で、第一印象アップ

力強いイメージ、優しいイメージ、柔らかいイメージ、頼りがいのあるイメージなど人によって様々ですが、人に思われるイメージと、自分が与えたいイメージが一致するのはなかなか難しいものです。

第一印象は7秒で決まるといわれています。

そして、たった7秒で与えたそのイメージを覆すには随分な労力が必要になるのです。「気分屋さん」のイメージの人に対して、楽しげに話しかけられても、「今はご機嫌なときなんだ」と思ったり、逆に少し不機嫌だと「タイミング悪いときに声かけちゃったな」と思ったり、その人がどういう人かを問うことよりも、以前に受けた印象をずっとそのまま引きずってしまって、イメージのすり替えがうまくいかないものなのです。

私の場合、たまたま嫌なことが重なって、とても不機嫌なときに初めてお会いしたのが、その後取引をすることになる会社の常務でした。感情を表面に出さないようにしていたのですが、やはり雰囲気が少し暗かったようで、私の第一印象は「とても根暗なヤツだ」と思われたそうです。その後、少しずつビジネスの話を詰めていく中で、ちょっと伏し目がちに話を聞いてしまうと、ポイントだけのミーティングになり、深い話に発展しないことが多くありました。

そんなとき、私が営業している内容と同じ形態で、他社がアプローチしにきていること、また、常務がそちらの会社の営業マンを気に入っていることを耳にしました。

私としても結構力を入れて進めていた企画だったので、他社にみすみす持っていかれることだけはしたくなかったので、いつになく少し大きな声で常務に尋ねてみました。すると、「そんな覇気のある男だとは思わなかった。なぜずっと根暗な感じで、いつもボソボソ話していたんだね？　声は、相手に伝わる大きさで、しっかり届けないと、意味がないんだよ。持っている情熱も、持っている良いアイデアも、すべて相手に届けて初めてスタートするんだ。君は、持っている企画やアイデアが優れているにもかかわらず、それを相手が分かってくれるだろうと、相手の受け取り方に委ねているから駄目だったんだ。でも、今日のその勢いが気に入った。是非最後までやってくれ」と言われたのです。

もし、競合他社が現れなければ、ボソボソ話していたこと、相手に委ねて自分が責任を負わないような営業をしていたことに気づかなかったので、感謝しています。でも、最初から、思いを相手に届けるために声を張る、ということをしていれば、すべてがうまく回っていたのではないかと思います。

腹筋を使って声を出す練習をしなさいと言われてから、随分たっていたのですが、声の出し方によって印象が変わることを実感した瞬間でした。ただ単に声が大きくなるだけではなくて、思いを一緒に届けることができるのです。

第一印象で得をする方法は、会った瞬間の空気を自分のものとしてしまうことが大事になります。

会った瞬間相手に与えるのは、見た目の印象が9割なので、服装、表情、容姿を清潔できれいにしておくことが重要になりますが、それに加えて、聴覚からの印象である「声」の印象もインパクトを与えます。

「大きな声の人に悪い人はいない」といわれますが、その根拠は大きな声だと嘘をつけないから、という単純なものでした。

しかし、医学的、解剖学的に見ていくと、大きな声を出すのは、息を大きく吐き出すことができる呼吸の深い人だといえるのです。つまり、日常的に深く落ち着いた呼吸を行っている人、精神的にコントロールできる強い人です。

声を出すとき、普段は無意識的に行われている呼吸は、意識呼吸に変化します。無意識呼吸のときは、吐く時間と、吸う時間がほぼ一緒だったのが、意識呼吸になると、吐く時間が長くなり、吸う時間が短くなります。特に話し声の場合、3～5倍になるのです。

また、どこから空気を出しているのかによっても、声の大きさは異なります。

腹筋を使って、腹部の空気を一気に押し出すのか、胸にある空気を喉から搾り出すようにして出すのかだけでも随分違うのですが、覇気のある声、自信のある声など、仕事において信頼を得る発声は、腹筋を使っているのです。

方法は、①両手を腹部に当てます。②小さく「フッ、フッ、フッ……」と吐くたびにお腹を押して息を押し出します。③約3分間続けてみましょう。

E呼吸で、EQ力アップ

人の能力を客観的に表す基準のひとつとして「IQ」(知能指数)があります。IQは知能のレベルを表しているのですが、それに対して、「ココロの知能指数」と呼ばれるのが「EQ(Emotional Intelligence Quotient)」になります。(1990年に米国の心理学者ピーター・サロベイ博士とジョン・メイヤー博士によって提唱されました)

一般的に「成功者」と呼ばれる人たちを調査すると、IQが高い人よりも、EQが高い人の方が多いという結果が出たそうです。

EQとは、自分の感情を上手にコントロールして、前向きな感情を作り出す能力なので、EQが高い人ほど、コミュニケーション能力が高い人といえるのではないでしょうか。

E呼吸をマスターすれば、EQ能力を高めることができます。

例えば、「あいさつ」によるコミュニケーションを考えてみましょう。

言葉に気持ちを乗せて相手に届けるとき、同じ「ありがとう」でもいろんな表情が表れます。

社交辞令として発信された「ありがとう」には、「どういたしまして」とそっけないあいさつしか返ってきません。

つまり、自分が発した呼吸と呼応して、相手の呼吸がなされるからなのです。

たった5文字で表されてしまう大切な言葉「ありがとう」を、どういう相手にどうやって届けたいのか、どんなコミュニケーションをとりたいのか？　この5文字のコミュニケーションが上手にできるようになると、他のコミュニケーションにおける心のやりとりに関しても、かなり上級者になることができるでしょう。

私のクライアントであるNさんのケースです。

「出会えて嬉しいです。来てくださってありがとうございます」。そういう思いを込めて、接客するように変えました。

以前まで、ボソボソと口の中で話しているような声の出し方で、呼吸も浅く、姿勢も悪い、なんていう最悪な状況でしたが、あれから改善して、常にお腹に手を当てて腹筋を意識して、腹から声を出すようにしていたのです。そうすると、今までお客様から声をかけてくれることなんてほとんどなかったのに、「気持ちよく食事ができました。ありがとう」と返ってきたのです。お客様からにらまれたり、指差されたり、首をかしげて無視されたり、なんてことは多々ありましたが、歩み寄ってくださり、お礼を言われてしまうと、ちょっとのことで伝わり方がこんなに違うんだと驚いています。

今は、左目の法則を追加して、お店のリピーターが増えるようにしていきたいなぁと思っています。

ここで出てきた「左目の法則」ですが、心と心のコミュニケーションを図ることができる目線の配り方です。言葉による効果がより深く相手に伝わるようになるので、是非実践してみてください。

顔の中心に鏡を当てて、右の顔、左の顔を比較して見たことはありますか？

実は、左右の表情が全く同じ人というのは、非常に少ないのです。

目の大きさ、鼻の曲がり具合、口角の高さ、口の大きさ、頬骨の高さ、筋肉のつき方、などなど、ポイントを挙げるときりがありませんが、左右を見比べてみてください。

実は、左顔は感性を司る右脳の影響を受けて感情が表れやすく、右顔は理性を司る左脳の支配を受けるため観念的な面が出やすい傾向があるそうです。

そこで、第一印象で相手に安心してもらうために、

1　自分の左目で相手の左目を見ます。

2　3秒たったら、目線を動かして、目と目の間を見ましょう。

※ずっと左目で左目を見すぎると、とても圧迫感を感じてしまいます。

※直接目を見続けるよりも、焦点を目の間に置くことで、凝視されていない感じから安心感を与えられます。

※決してきょろきょろ目線を動かさないようにしましょう。

「目は心の窓」といわれています。

人間の肉体において、生々しい臓器がそのまま外部に現れているのは眼球のみです。

したがって、それだけ内面の情報を表してくれる部分は、他にはないといえるでしょう。

また、自分自身も左目で見ることで、心を開いて接していることをアピールできます。かならず左目で見るようにしましょう。

E呼吸で、コミュニケーション力アップ

人に何かを頼まれて断るとき、どうしても言いにくくて曖昧に答えてしまって、逆に関係を悪化させてしまったことはないですか？

人に嫌われたくない、悪く思われたくないという思いが先行してしまうと、自分が見られる姿ばかり気になって、本来相手に伝えなければならない正しい情報が伝わらなくなってしまって、関係は悪化してしまいます。

たとえ相手にとって一時的に悪い情報だとしても、その事実を伝えなければその後の展開を予測したり、違う手配をして準備したりすることが遅くなって、事態は悪化するばかりなのです。

ですから、事実をまずしっかり伝えることが先決で、その後、自分にできることやプラスになる情報を伝えるのが本当の思いやりなのです。

私のクライアントであるFさんのケースです。

「この書類、明日までに仕上げてもらえるかな？」と、帰り際に上司から依頼されました。しかし、自分の仕事で手いっぱいで、どうしようもない！　というのが内心ですが、「できません」と言えません。もし、「できません」のひと言で、無能だと思われたらどうしよう、他の人に頼むからいいよと言って、今後一切頼られなかったらどうしよう、そんな不安ばかりが先に立ち、「書類を仕上げる」ことよりも、「自分の身を心配して、発言できない」結果になってしまったのです。

しかし、自分の仕事も、明日クライアントに持って行かなければならない書類なので、徹夜してでも作らなければなりません。結局、上司の書類は、明日の午前中ぐらいまでにしておこうと、勝手に決めてしまいました。朝までになんとか自分の仕事は終わったのですが、出勤時間になっても上司の書類はまだ手つかずの状態です。

上司は出社するなり「昨日の書類できているか？　今からすぐに持って行くから見せてくれ」とすでにピリピリモードです。でも、まだ何も手をつけていません。これ以上かくしても仕方がないと覚悟を決め、「まだやってません」とようやくそこで発言したのです。でも、遅すぎました。書類はできていない、先方の信頼は失う、何より、上司からの信頼を一気になくしてしまう結果になったのです。

「できる」「できない」というように「○」か「×」で伝えるからうまくいかないのです。何かを頼まれたとき、ほんの少しでも「Ｎｏ」の要素を伝えるときには、細かな条件をしっかり伝えて、確認することがとても大事です。

「なぜできないのか？」「代替案は何なのか？」「何を変更することができるのか？」「優先順位を変更するだけでよいのか？」などいろいろあります。今回のケースであれば「明日の朝までに仕上げなければならない書類が1つあるので、もし明朝までに必要であれば他の人に当たっていただけますか？」「今晩は、他の仕事が残っているのですが、もし明日の12時まででよろしければ仕上げることが可能です」などと事情を伝えてあげると、上司もあなたの意見に対して「頼む」のか、「今回は他の人に頼もう」など、新しい決断を下す選択ができます。

日本人は特に「Ｎｏ」を伝えるのが苦手な民族であるように思います。

村意識が強く、周りからの目を過剰に気にする傾向があり、他と一緒でなければならないと思い込む傾向にあるからです。そういう意味で、空気を読む感覚は、大変優れています。

ただ、他と同じであるために、自分がずれていないかを確認するための、守りからきた空気の読み方なのです。新しい仕掛けを実行するためではなく、波風を立たせないための場の読み方になってしまいます。

では、相手にとって「Ｎｏ」を伝えられるときの心境を考えてみたことはあるでしょうか。

特に仕事においては、「なるべく早く伝えてほしかった」と思われることがほとんどでしょう。悪い情報はできるだけ早く、知らせることが大事です。

その時、ちょっとした気遣いで、随分と印象が変わります。

それは、

1　まずお礼を言う

2　Ｎｏの内容を伝える
3　次の機会には是非また声をかけてほしいとお願いする

の3段階です。

1の「まずお礼を言う」ですが、これは、相手は何を言われるのか、Ｙｅｓをもらえるのか、Ｎｏと拒絶されるのか、息を止め、こちらが吐く息に注目しているときです。ですから、呼吸を止めている相手に対して、いきなり結論を伝えると、良い結論にしても、悪い結論にしても、十分に話を受け止めてもらうことができなくなってしまいます。

そこで、まずお礼を伝えます。新しい話を持ちかけてくれたこと、今回の企画メンバーに考えてくれたことなど、なんでも良いのでプラスに感じたことをお礼として伝えましょう。そうすると、相手は、受け入れてもらえたことがプラスの印象として残るため、その後の話も聞き入れられる体勢になっています。

その状態になったところで、はっきりと「Ｎｏ」を伝えましょう。潔く、爽《さわ》やかに伝えることが大切です。

その上で、ゆっくりと相手に伝わるように「Ｎｏ」の理由を伝えてあげてください。

そして、最も大切なのが、「Ｎｏ」について伝えた後、これからも是非声をかけてほしいということを伝えておくのが大事です。また声をかけてくださいという姿勢を見せることで、相手は全面的に「Ｎｏ」ではなく、今回の事象に対してのみ「Ｎｏ」であったんだと再認識できるからです。

また、1〜3を実行する間、バランス呼吸法を実践してください。

「バランス呼吸法」は、

吸う：吐く＝1：2の時間的関係を保った呼吸法です。

最初は「吸う：吐く＝3秒：6秒」からスタートしましょう。最初に決めた時間の長さで3分間続けてください。

あとがき

呼吸法を知らなくても生きていけますが、呼吸法を知るだけで人生が変わります。

人間関係の問題がストレスの主な原因だと知ったとき、呼吸法だけで楽になることをもっとたくさんの人に知ってほしいと思いました。

知った瞬間から試すことができ、そして、いつでもどこでも誰にでもできるのが呼吸法の良さです。

まず一番気になることで試してみてください。

1日にほんの数分、自分の呼吸に集中するだけで周りの人の反応が変わり、自分の心が軽くなることを実感して、生きていることが楽しくなっていきます。

一時的ではなく、その後のあり方にずっと影響を与える呼吸法が、多くの人の人生により多くの喜びと楽しみをもたらすことを願っています。

二〇〇九年二月吉日

金森秀晃

主な参考文献

『声の呼吸法　美しい響きをつくる』米山文明・二〇〇三年・平凡社
『声と日本人』米山文明・一九九八年・平凡社選書

著者略歴

金森秀晃《かなもりひであき》

㈱ZAC代表取締役。CQプロファイラー。一九七四年東京都生まれ。
母の闘病を機に、野村證券を退職し、転身を決意。
人の心と体が診られる治療家を目指し、
RMIT大学でカイロプラクティックを学ぶ。
その後、東洋医学も修得し、リラクゼーションサロン「Fee'Z」をオープン。
二〇〇五年独自の治療理論で社会文化功労賞を最年少受賞。
現在、心と体が健康になる呼吸法の第一人者として指導を行う。
著書に『しあわせ呼吸トレーニング』（現代書林）がある。

幻冬舎新書 116

脳がめざめる呼吸術

二〇〇九年三月三十日 第一刷発行

著者 金森秀晃

発行者 見城 徹

発行所 株式会社 幻冬舎

〒一五一-〇〇五一 東京都渋谷区千駄ヶ谷四-九-七
電話 〇三-五四一一-六二一一(編集)
〇三-五四一一-六二二二(営業)
振替 〇〇一二〇-八-七六七六四三

ブックデザイン 鈴木成一デザイン室

印刷・製本所 株式会社 光邦

Printed in Japan ISBN978-4-344-98115-7 C0295
か-8-1
幻冬舎ホームページアドレス http://www.gentosha.co.jp/
*この本に関するご意見・ご感想をメールでお寄せいただく場合は、comment@gentosha.co.jp まで。